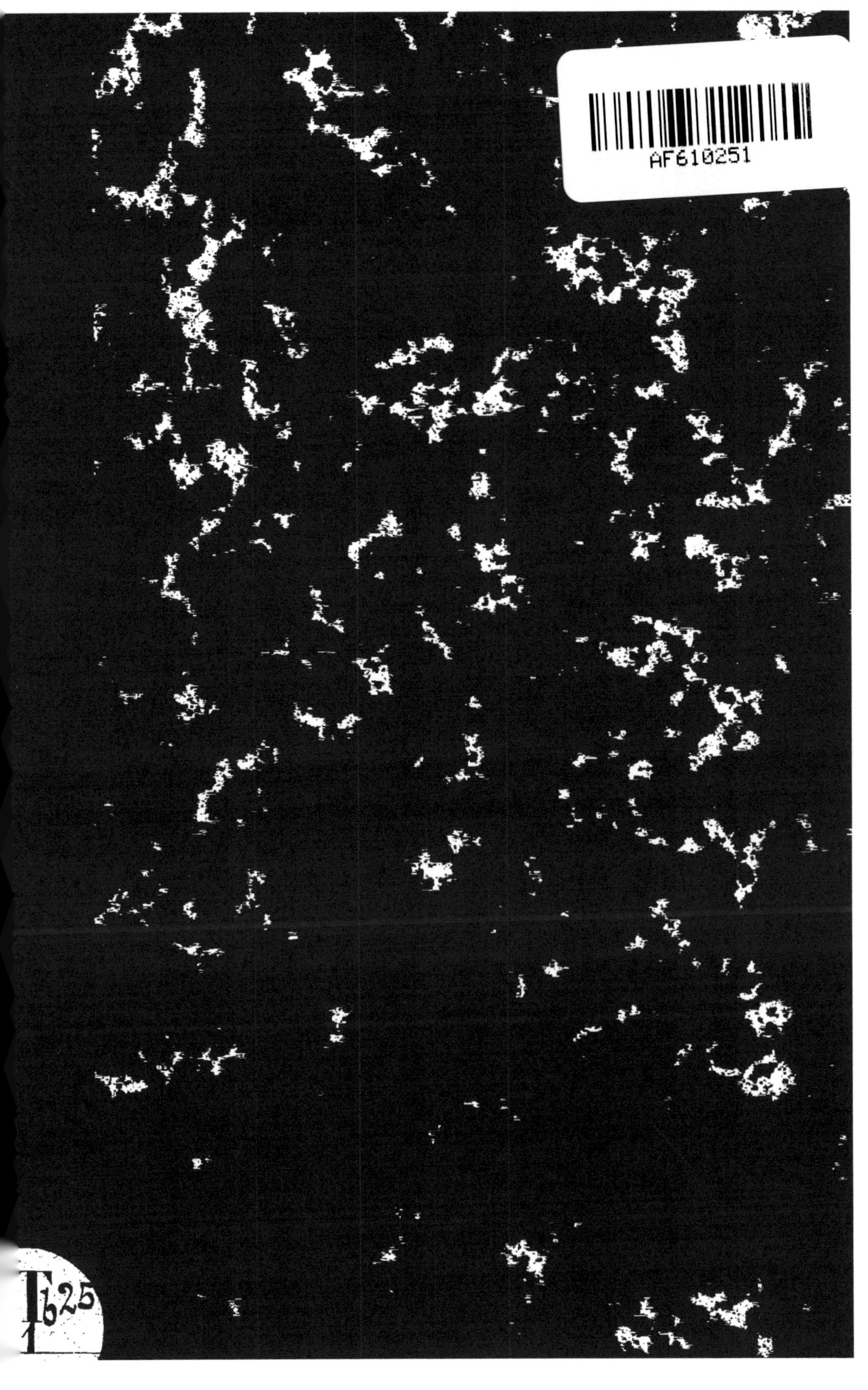

GUIDE

POUR

L'ANALYSE DE L'URINE

Paris. — Typographie Georges Chamerot, rue des Saints-Pères, 19.

GUIDE

POUR

L'ANALYSE DE L'URINE

DES SÉDIMENTS

ET

DES CONCRÉTIONS URINAIRES

AU POINT DE VUE PHYSIOLOGIQUE ET PATHOLOGIQUE

PAR LE

Dr ARTHUR CASSELMANN

TRADUIT DE L'ALLEMAND AVEC L'AUTORISATION DE L'AUTEUR

PAR

G. E. STROHL

Docteur ès-sciences physiques
Professeur agrégé à l'Ecole supérieure de pharmacie de Nancy
Pharmacien-major de première classe
Membre correspondant de la Société de médecine légale de Paris, etc.

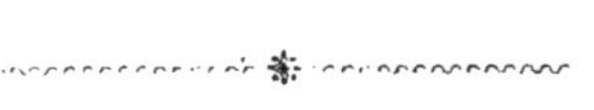

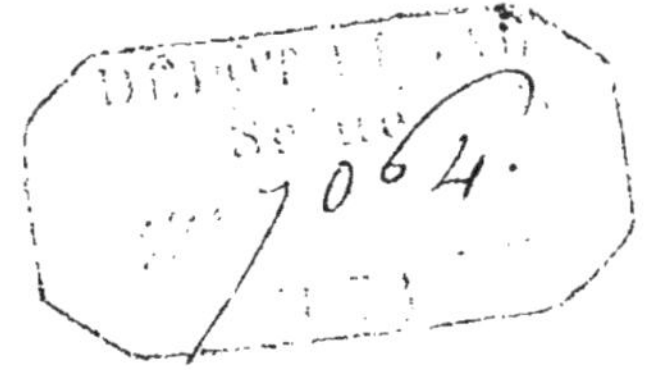

PARIS
C. REINWALD ET Cie, LIBRAIRES-ÉDITEURS
15, RUE DES SAINTS-PÈRES, 15

1873

GUIDE

POUR

L'ANALYSE DE L'URINE

DES SÉDIMENTS

ET DES CONCRÉTIONS URINAIRES

AU POINT DE VUE PHYSIOLOGIQUE ET PATHOLOGIQUE

CHAPITRE I.

GÉNÉRALITÉS.

§ 1. *Urine.* — C'est cette sécrétion particulière des reins dans laquelle on trouve, sous forme de composés solubles azotés et salins, les éléments provenant de la décomposition des matières organisées et qui sont devenus inutiles à la nutrition du corps.

§ 2. *Différentes espèces d'urine.* — Sans parler de l'urine des oiseaux et des amphibies, on distingue deux espèces d'urine : l'urine des herbivores et l'urine des carnivores.

§ 3. *Urine des herbivores.* — Elle se distingue par son aspect toujours trouble, sa réaction alcaline, et par la forte proportion de carbonates alcalins et alcalino-terreux qu'elle renferme. L'acide urique y manque complétement, tandis qu'elle est riche en acide hippurique.

§ 4. *Urine des carnivores.* — Fraîchement sécrétée, elle est limpide, d'un jaune clair, d'une odeur désagréable et d'une saveur amère ; elle présente une réaction acide. Elle est riche en urée, mais contient souvent très-peu d'acide urique.

§ 5. *Propriétés de l'urine normale de l'homme.* — L'urine de l'homme a quelque analogie avec celle des carnivores. Fraîchement émise, elle paraît limpide, d'une couleur d'ambre ; elle a une réaction franchement acide (provenant, d'après Liebig, de la présence de phosphates acides, et d'après Lehmann, de la présence d'acide hippurique et d'acide lactique libres); elle a une saveur de sulfate de soude et une odeur *sui generis* (acide phénique, d'après Staedeler). Son poids spécifique varie suivant la nourriture, le sexe et l'âge, de 1,005 à 1,030.

§ 6. *Éléments normaux et constants de l'urine.* — Eau, urée, acide urique, acide hippurique, créatine, créatinine, xanthine, matières colorantes, indican, matières extractives, mucosités de la vessie, oxalate de chaux, chlorures, phosphates et sulfates à bases de potasse, de soude, d'ammoniaque, de chaux et de magnésie ; quelquefois des traces de fer, de nitrates et de silice ; enfin les gaz acide carbonique et azote.

§ 7. *Proportions de ces matières.* — Quelques-unes d'entre elles se trouvent dans l'urine en proportions tellement faibles qu'on ne peut pas en déterminer la quantité.

§ 8. *Action des réactifs sur l'urine.* — Soumise à l'ébullition, l'urine normale reste limpide; traitée par les acides concentrés, elle développe une odeur rebutante particulière, en même temps que sa couleur devient de plus en plus foncée. Elle ne se trouble pas immédiatement, mais elle dépose au bout de quelque temps des cristaux d'acide urique.

Les alcalis précipitent les phosphates terreux (de chaux et de magnésie).

Le chlorure de barium détermine dans l'urine acidulée par l'acide chlorhydrique un précipité de sulfate de baryte.

Le nitrate d'argent donne dans l'urine acidulée par l'acide nitrique un précipité de chlorure d'argent (et aussi un précipité de phosphate d'argent dans l'urine non acidulée).

Le perchlorure de fer précipite l'acide phosphorique dans l'urine acidulée par l'acide acétique.

L'acétate de plomb donne un précipité de chlorure, de sulfate et de phosphate de plomb.

L'acide oxalique ou mieux *l'oxalate d'ammoniaque* donne un précipité d'oxalate de chaux.

Le nitrate mercurique donne d'abord un trouble qui disparaît de nouveau en raison de la formation de sublimé :

$$HgO,NO^5 + NaCl = HgCl + NaO,NO^5$$

mais, en continuant l'action du réactif, il se forme un précipité blanc permanent par suite de la formation d'un composé insoluble de nitrate mercurique et d'urée.

L'alcool produit un trouble, mais qui disparaît aussitôt en ajoutant de l'eau.

§ 9. *Altérations que peut subir l'urine quand elle est abandonnée à elle-même pendant quelque temps.* — Il se produit une fermentation de deux natures : une fermentation acide d'abord et ensuite une fermentation alcaline.

§ 10. *Fermentation acide. Son origine, sa manière d'être.* — D'après Scherer, les mucosités de la vessie contenues dans l'urine produiraient en se décomposant des champignons très-analogues à ceux de la levure (*mycoderma cerevisiæ*) et agiraient ensuite tout d'abord sur la matière colorante de l'urine en la décomposant. Il résulte de là que la couleur de l'urine devient plus claire en même temps que la réaction devient plus acide en raison de la formation d'acide lactique et d'acide acétique, et qu'il se dépose ordinairement des sédiments légèrement colorés en rouge et composés d'acide urique, d'urates et de mucus.

Il y a par conséquent un rapport intime entre cette fermentation acide, la formation des sédiments et le développement des calculs.

§ 11. *Fermentation alcaline. Son origine, sa manière d'être.* — Suivant la température, la propreté des vases, etc., l'urine passe plus ou moins rapidement de la fermentation acide à la fermentation alcaline, sans qu'il soit dit pour cela que la fermentation acide précède toujours la fermentation alcaline. Dans certaines circonstances, en partie non encore bien connues, l'urine passe déjà dans la vessie à la fermentation alcaline. Dans ce cas encore la fermentation serait provoquée par les mucosités de la vessie. Aussi c'est surtout dans les affections de cet organe qu'on observe que l'urine fraîchement émise présente une réaction alcaline. Dans la fermentation alcaline, l'urée se décompose en bicarbonate d'ammoniaque et ammoniaque :

$$C^2H^4N^2O^2 + 4\ HO = NH^4O,\ HO,\ 2\ CO^2 + NH^3.$$

Aussi l'urine sent-elle fortement l'ammoniaque et fait-elle effervescence avec les acides. L'ammoniaque libre se combine avec le phosphate de magnésie pour former le phosphate tribasique qui se dépose sous forme de précipité cristallin, si caractéristique au microscope. Ordinairement il se forme dans ce cas une pellicule sur l'urine, et de plus on remarque au microscope des champignons avec ou sans sporules, des infusoires (vibrions et monades) et de l'urate d'ammoniaque. Les alcalis y produisent un dégagement abondant d'ammoniaque.

§ 12. *Éléments anormaux de l'urine.* — Ces éléments sont : l'albumine, le glucose, l'alcapton, l'inosite, l'acide lactique libre et combiné, la matière grasse, des acides gras volatils, de l'acide benzoïque (ordinairement transformé en acide hippurique), l'acide succinique, la matière colorante de la bile, les sels des acides de la bile, l'allantoïne, la leucine et la tyrosine, la cystine, la taurine, la mucine, l'hématine, la fibrine, le pus, les spermatozoïdes, le carbonate d'ammoniaque, les phosphates tribasiques, l'hydrogène sulfuré.

§ 13. *Éléments des sédiments urinaires.* — Les matières qui ont été reconnues dans les dépôts urinaires sont : l'acide urique, des urates, de l'oxalate et du phosphate de chaux, du phosphate ammoniaco-magnésien, de la cystine, de la tyrosine, de la xanthine et des matières organisées telles que mucus et épithélium, du pus, du sang, des spermatozoïdes, des champignons et des infusoires, de la fibrine, des coagula, *Sarcina ventriculi Goodsir.*

§ 14. *Substances accidentelles.* — Ce sont des matières introduites dans le corps, soit par un régime particulier, soit par les médicaments, etc., et qui sont éliminées par l'urine telles quelles, ou après avoir été transformées chimiquement.

§ 15. *Manière dont se comportent les substances accidentelles dans leur passage à travers l'organisme.*

Ont été trouvés sans altération dans l'urine :

1° La plupart des sels des métaux lourds, quand ils ont été administrés à hautes doses : dans ce cas se trouvent les préparations de l'antimoine, de l'arsenic, du mercure, du zinc, de l'or, de l'argent, du plomb, du bismuth, etc.

2° Les carbonates alcalins, l'iodure de potassium, les sels ammoniacaux.

3° Les acides organiques libres.

4° Un grand nombre d'alcaloïdes.

5° La plupart des matières colorantes et aromatiques.

Ont été trouvés altérés chimiquement en partie ou en totalité :

Les acides quinique, benzoïque, cinnamique, l'essence d'amandes amères, ont été retrouvés sous forme d'acide hippurique (de là la présence de cet acide chez les herbivores).

L'acide tannique sous forme d'acide gallique.

Les sels alcalins des acides végétaux sous forme de carbonates.

Le sulfure potassique sous forme de sulfate.

L'iode libre sous forme d'iodure alcalin.

CHAPITRE II.

PROPRIÉTÉS PHYSIQUES ET RÉACTIONS DE L'URINE.

§ 16. *Propriétés physiques de l'urine qui ont de l'intérêt pour le diagnostic.*— Ce sont la couleur, l'odeur et le poids spécifique.

§ 17. *Changements observés dans la couleur de l'urine.*— Dans certaines conditions pathologiques, la couleur normale de l'urine, qui est d'un jaune d'ambre, peut passer d'un côté jusqu'au jaune blanc le plus clair et de l'autre jusqu'au rouge foncé ou au brun foncé. On peut établir les divisions suivantes :

(a) *Urines pâles :* incolores jusqu'au jaune paille.

(b) *Urines normales :* jaune d'or jusqu'au jaune d'ambre.

(c) *Urines colorées fortement :* rouge jaunâtre jusqu'au rouge.

(d) *Urines foncées :* la couleur varie depuis le brun foncé jusqu'au noir.

§ 18. *Diagnostic fondé sur ces changements de coloration.*

(a) L'urine pâle chez un malade indique qu'il ne souffre pas d'une affection fébrile bien aiguë. Elle peut d'ailleurs se présenter chez des convalescents, de même que chez des personnes affectées de maladies chroniques (anémiques, chlorotiques, diabétiques); même si elle devait se maintenir pendant quelque temps en cet état, on pourrait conclure à un certain degré d'anémie. Une urine pâle contient peu de matière colorante, peu d'urée et ordinairement aussi peu de matières fixes (excepté dans le *diabetes mellitus*); elle peut aussi se présenter chez des personnes bien portantes après une absorption considérable d'eau ou de bière (*urina potus*).

(b) L'urine colorée normalement peut faire porter la conclusion qu'il y a absence de toute maladie dans laquelle on remarque soit une urine pâle, soit une urine foncée.

(c) Les urines fortement colorées montrent déjà, par leur couleur et leur poids spécifique, qu'elles sont riches en matières solides, en urée, etc. Elles offrent le plus souvent une réaction acide. Elles peuvent se présenter après un repas copieux chez des personnes bien portantes, mais chez des personnes malades elles ont de l'importance pour le médecin, en ce sens qu'elles accompagnent presque toutes les maladies fiévreuses. Dans les fièvres hectiques elles présentent même souvent un indice plus certain que le pouls et la température.

(d) Les urines foncées indiquent ordinairement la présence d'un pigment (matière colorante) anormal mélangé avec l'urine, comme, par exemple, la matière colorante de la bile (54), la matière colorante du sang (57), ou aussi de l'uroxanthine ; très-souvent aussi la coloration n'est qu'accidentelle et occasionnée par des médicaments comme la rhubarbe et le séné.

§ 19. *Odeur de l'urine.* — L'odeur de l'urine est pour le médecin d'une importance secondaire. Elle est modifiée souvent par l'absorption d'aliments ou de médicaments comme asperges, huile de térébenthine (odeur de violettes), safran, poivre cubèbe, etc. Dans la fermentation alcaline, il se développe une odeur désagréable d'ammoniaque. Heller a remarqué dans le typhus grave et les maladies de la moelle épinière une odeur de moisi particulière indiquant la formation de champignons, et mettant peut-être sur la voie pour trouver la cause des maladies contagieuses.

§ 20. *Changements observés dans le poids spécifique de l'urine.* — Dans l'urine normale le poids spécifique est surtout influencé par l'urée et le chlorure de sodium, et peut servir, suivant Trapp, à la détermination approximative des matières solides contenues dans l'urine. A cet effet, on détermine le poids spécifique jusqu'aux millièmes, et on multiplie le nombre formé par les deux dernières décimales par 2 suivant Trapp, et par 2,33 suivant Haeser. Si, par exemple, on a trouvé pour une urine le poids spécifique 1,016, un litre de ce liquide contiendra environ 37 grammes de matières solides. Dans l'urine pathologique, au contraire, c'est ordinairement le sucre et l'albumine qui modifient le poids spécifique ; ainsi, pour une urine pâle, un poids spécifique élevé fait présumer la présence d'albumine ou de sucre.

En général, le poids spécifique augmente dans les maladies inflammatoires aiguës, la méningite, la melliturie, et il diminue dans les maladies chroniques comme l'hydroémie et les maladies des reins.

§ 21. *Réaction de l'urine.* — L'urine normale est généralement acide, mais elle peut devenir passagèrement alcaline à la suite d'absorption d'alcalis carbonatés ou de sels végétaux alcalins. Si l'on a affaire à une urine pathologique, il faut au contraire bien tenir compte de sa réaction alcaline. En effet, si cette réaction est due à la présence de carbonate de potasse, c'est un des symptômes les plus défavorables des maladies cérébrales. Si elle provient de la présence de carbonate d'ammoniaque, elle indique ou bien une urémie (l'urine est souvent colorée en brun par suite de mélange d'hématine), ou bien un catarrhe de la vessie (dans ce cas, la présence de mucus et de pus la rend trouble).

L'acidité de l'urine peut augmenter aussi beaucoup dans les rhumatismes, les pneumonies et la pleurésie.

CHAPITRE III.

ÉLÉMENTS NORMAUX LES PLUS IMPORTANTS DE L'URINE, LEUR MANIÈRE D'ÊTRE DANS L'URINE NORMALE ET L'URINE PATHOLOGIQUE, ET LEUR RECHERCHE CHIMIQUE.

§ 22. *Proportion des éléments normaux de l'urine.* — La proportion des éléments normaux n'est pas constante dans l'urine.

1° Elle dépend de la manière de vivre et de se nourrir de l'individu, de sa constitution, de la qualité et de la quantité de nourriture qu'il prend ;

2° Elle dépend de l'époque de la journée et de l'activité d'autres organes sécréteurs ;

3° Elle varie avec les modifications pathologiques.

§ 23. *Importance que peut avoir pour le diagnostic une perturbation dans le rapport constant des éléments normaux de l'urine.* — Puisque dans quelques maladies on a observé une augmentation, dans d'autres une diminution dans la proportion des éléments normaux de l'urine, il s'ensuit qu'un trouble survenu dans ce rapport constant peut être d'un grand secours pour le diagnostic du médecin.

§ 24. *A quelle condition.* — Mais il faut pour cela une connaissance exacte de la manière de vivre du malade et de toutes les circonstances relatées au § 22 (1° et 2°), et de plus un examen chimique souvent répété.

§ 25. *Rapport entre les parties solides et liquides de l'urine et moyen de le déterminer.* — Déjà, par suite de la variation du poids spécifique, le rapport entre les parties solides et liquides de l'urine ne peut pas être constant ; le poids des parties solides peut varier de 12 à 60 grammes par litre.

Détermination du poids de la matière solide. — On évapore un poids donné d'urine au bain-marie, et on dessèche le résidu à l'étuve à la température de 100°. Mais cette méthode devient inexacte par la raison que pendant la dessiccation le phosphate acide de soude décompose l'urée en partie. Il faudrait donc se servir, pour éviter cette cause d'erreur, d'un appareil propre à recueillir et à déterminer l'ammoniaque ainsi éliminé. (Voir le traité de Vogel et Neubauer.)

Cependant, en général, il n'est pas nécessaire d'avoir recours à un procédé aussi compliqué, et il suffit de déterminer la proportion de matière solide par le poids spécifique (§ 20). S'il y a présence d'albumine ou de sucre, le poids de la matière solide ne diffère guère de celui de ces substances.

Détermination du poids de la matière fixe. — On détermine la quantité de matière fixe en évaporant un volume connu d'urine, et en calcinant le résidu jusqu'à combustion de la matière charbonneuse. Mais dans cette opération il faut veiller à ce que la température ne s'élève pas trop, afin d'éviter la volatilisation d'une partie des chlorures, et surtout à ce que le charbon n'agisse pas comme réducteur sur les sulfates et les phosphates.

Pour cette raison, il vaut mieux épuiser le charbon avec de l'eau bouillante avant sa combustion complète, calciner le charbon ainsi épuisé, évaporer le liquide à siccité et chauffer ensuite le tout jusqu'au rouge faible dans un creuset de platine couvert.

§ 26. *Urée.* — *Proportion de l'urée dans l'urine normale et l'urine pathologique.* — La proportion d'urée contenue dans l'urine normale est très-variable et dépend aussi bien de la nourriture que de la masse du corps. Pour une nourriture mixte, elle peut aller de 2,5 à 3,2 pour 100.

Augmentation. — Elle augmente dans toutes les maladies inflammatoires, surtout dans les maladies cérébrales aiguës, dans les rhumatismes et dans l'hydropisie, par l'emploi de diurétiques.

Diminution. — Elle diminue dans les affections névralgiques, dans les maladies chroniques dans lesquelles le renouvellement des tissus se fait difficilement, dans les maladies de la moelle épinière et des reins.

Dans le typhus, elle augmente d'abord pour diminuer bientôt après, tandis que dans la méningite elle augmente et reste constante pendant toute la durée de la maladie.

§ 27. *Recherche chimique de l'urée.* — On évapore au bain-marie jusqu'à consistance sirupeuse une petite quantité d'urine (20 à 25 grammes); on épuise le résidu à plusieurs reprises par l'alcool; on filtre et on évapore le liquide alcoolique au bain-marie; on obtient ainsi de l'urée plus ou moins colorée. Si on la dissout dans un peu d'eau, et qu'on traite la solution avec de l'acide oxalique ou nitrique, les combinaisons de ces acides avec l'urée se réparent sous forme de plaques brillantes ou de tables hexagonales. Si on n'avait affaire qu'à une petite quantité d'urée, on produirait la réaction sous le microscope.

§ 28. *Dosage de l'urée.* — Pour le dosage de l'urée, on a proposé différents procédés, mais nous ne parlerons que de celui de Liebig qui nous paraît donner les résultats les plus exacts, et peut s'exécuter dans un temps relativement très-court. Ainsi, si on ajoute à une solution étendue d'urée une solution également étendue de nitrate mercurique et qu'on neutralise de temps en temps l'acide libre avec du carbonate de soude, on obtient un précipité floconneux abondant (§ 8). Si on continue d'ajouter au liquide alternativement du nitrate mercurique et du carbonate de soude, il arrive un moment où, par l'addition d'une nouvelle goutte de la solution alcaline, on obtient une coloration jaune due à la formation d'hydrate mercurique ou de nitrate mercurique basique. A ce moment, le liquide ne contient plus d'urée qui se trouve combinée avec l'oxyde mercurique pour former un composé de 4 éq. HgO + 1 éq. d'urée.

Pour pouvoir déterminer immédiatement cette proportion d'urée, on emploie une solution titrée de nitrate mercurique dont 1 *centimètre cube correspond à 1 centigramme d'urée.* Mais, avant de faire cette détermination, il est nécessaire de précipiter l'acide phosphorique contenu dans l'urine par un mélange composé de 1 p. de solution de $No^5 BaO$ saturée à froid et de 2 p. de solution de BaO, HO, également saturée à froid.

Préparation du réactif de Liebig. — On dissout dans la plus petite quantité possible d'acide nitrique 77,2 grammes d'oxyde mercurique pur (obtenu en précipitant 96,855 grammes de sublimé pur avec une lessive étendue de soude caustique, lavant et desséchant le précipité); on évapore jusqu'à consistance sirupeuse et on étend d'eau pour faire 1 litre de solution.

§ 29. *Manière d'opérer.* — On mesure exactement dans une éprouvette graduée une certaine quantité d'urine qu'on introduit dans un vase à précipiter, on y ajoute la moitié de son volume du mélange barytique; on agite, on filtre et on mesure 15 CC du liquide obtenu, correspondant à 10 CC d'urine (l'urine ayant été étendue de la moitié de son volume de solution barytique). On remplit ensuite une burette de Mohr jusqu'au 0 avec le réactif mercuriel qu'on laisse couler dans la solution d'urée jusqu'à ce que le précipité n'augmente plus. On introduit ensuite au moyen d'une baguette de verre une goutte du liquide mélangé dans un verre de montre, et on y ajoute une goutte de la solution de soude. Si le mélange reste blanc, on continue d'ajouter de la liqueur titrée et on essaye de nouveau. On continue ainsi l'opération jusqu'à ce que dans le verre de montre on obtienne, par le mélange d'une goutte du liquide essayé et d'une goutte de solution alcaline, une coloration jaune bien nette. Le nombre de centimètres cubes de réactif employé donne le nombre de centigrammes d'urée contenus dans 10 centimètres cubes d'urine, et en multipliant par 10 on obtient le nombre de centigrammes d'urée pour cent d'urine.

§ 30. *Causes d'erreur et corrections.* — Les causes d'erreur sont inhérentes :

(a) *A la proportion d'urée même :*

En effet, dans la manière d'opérer indiquée, on a supposé 2 pour 100 d'urée dans l'urine. Si l'urine renferme plus de 2 pour 100 d'urée, il faut proportionnellement moins de réactif ; on fait donc bien dans ce cas d'étendre l'urine pour arriver à cette limite et de recommencer le dosage. Si l'urine au contraire renferme moins de 1 pour 100 d'urée, il faut proportionnellement plus de réactif. Dans ce cas, pour faire la correction, il faut retrancher du nombre N de centimètres cubes de réactif employé autant de fois 1/10 de CC qu'on a employé de fois 5 CC de moins que 30 CC, c'est-à-dire que le nombre réel de centimètres cubes au lieu d'être N sera $N - \frac{30 - N}{5} \times \frac{1}{10}$.

Si par exemple on a trouvé 10 CC, le nombre réel sera 10 — 0,4 ou 9^{cc} 6.

(b) *A la présence du sel de cuisine dans l'urine* (voir § 8). — Dans ce cas il faut précipiter les chlorures par le nitrate d'argent, ou bien, si leur proportion ne dépasse pas 1 à 1 1/2 pour 100, il suffit, pour faire la correction, de retrancher 2 du nombre de centimètres de réactif employé.

(c) *A la présence d'albumine.* — On sépare *préalablement* cette matière par l'ébullition.

(d) *A la présence de carbonate d'ammoniaque.* — On traite l'urine par l'eau de baryte et on chasse l'ammoniaque par ébullition. Si l'on veut en tenir compte dans le dosage de l'urée (l'ammoniaque ne pouvant provenir que de la décomposition de l'urée), on peut le doser avec une solution titrée d'acide sulfurique.

§ 31. *Acide urique. — Proportion de l'acide urique dans l'urine normale et l'urine pathologique.* — L'acide urique se trouve dans l'urine en partie libre et en partie à l'état d'urates, et sa quantité varie de 0gr 2 à 1 gramme dans l'urine normale pour vingt-quatre heures.

Augmentation. — Il augmente dans les digestions troublées, dans tous les états fiévreux, de même que dans les affections des voies respiratoires et dans les troubles survenus dans la circulation du sang.

Diminution. — Il se comporte sous ce rapport comme l'urée, et, comme elle, il peut être transformé en ammoniaque.

§ 32. *Recherche chimique.* — On évapore jusqu'à consistance sirupeuse 100 à 200 grammes d'urine dont on a séparé préalablement par ébullition l'albumine, s'il y avait lieu. On épuise le résidu par l'alcool pour en retirer l'urée et les matières extractives, et le nouveau résidu ne contient plus que l'acide urique, le mucus et les sels.

Une partie du résidu, traitée par l'acide nitrique à chaud, se dissout presque totalement, et la solution évaporée au bain-marie donne un résidu rougeâtre qui, humecté avec de l'ammoniaque (en évitant un excès), donne *la coloration rouge pourpre de la murexide*, passant elle-même au bleu pourpre par l'addition d'une goutte de lessive de potasse.

Une autre partie du résidu est dissoute dans la potasse, et la solution traitée par l'acide chlorhydrique est abandonnée au repos pendant une demi-heure : l'acide urique est séparé ainsi sous forme de cristaux visibles au microscope.

Si l'acide urique existe en quantité notable, il suffit d'ajouter de l'acide chlorhydrique à 200 ou 300 grammes d'urine et d'abandonner le tout au repos pendant douze à vingt-quatre heures. Au bout de ce temps l'acide urique s'est séparé en cristaux colorés, faciles à reconnaître au microscope.

§ 33. *Dosage de l'acide urique.* — Pour le dosage de l'acide urique on emploie la méthode que nous venons d'indiquer, c'est-à-dire que l'on traite par l'acide chlorhydrique 200 à 300 grammes d'urine et en abandonnant le tout au repos, pendant douze à vingt-quatre heures, à une température aussi basse que possible. Les cristaux d'acide urique obtenus sont recueillis sur un filtre desséché et taré, et, après avoir été bien lavés avec de l'eau et desséchés, on en détermine le poids.

§ 34. *Chlorures. — Proportion des chlorures contenus dans l'urine, leur diminution dans certaines maladies.* — Les chlorures se trouvent dans l'urine le plus souvent sous forme de chlorure de sodium. En moyenne leur poids s'élève à 15 grammes pendant vingt-quatre heures, c'est-à-dire pour 1,600 à 1,700 centimètres cubes d'urine; cependant, pour un homme bien portant et robuste, et avec une nourriture substantielle, cette proportion peut être dépassée.

La diminution des chlorures est d'une grande importance pour le diagnostic. Elle a été observée :

(a) Dans tous les cas où les chlorures ne sont pas résorbés, comme dans le choléra, les fièvres typhoïdes graves, dans l'inanition qui suit le décours des maladies.

(b) Dans les transsudations anormales.

(c) Dans les exsudations aiguës qui accompagnent les affections suivantes : pneumonie, pleurésie, péritonite, péricardite, endocardite, méningite, typhus, tuberculose miliaire aiguë, etc. La disparition des chlorures est caractéristique quand, dans les rhumatismes articulaires, il se montre une péricardite. Dans ce cas les chlorures diminuent tout à coup si rapidement que d'un temps d'arrêt dans cette diminution, constaté par des essais, faits à de petits intervalles, on peut conclure à un changement décisif dans la marche de la maladie.

§ 35. *Recherche des chlorures.* — Pour constater la présence des chlorures, il suffit d'aciduler fortement l'urine avec de l'acide nitrique et de traiter ensuite par le nitrate d'argent.

Dosage. — Le dosage des chlorures peut se faire de différentes manières, mais parmi les méthodes employées celle de Liebig peut être regardée comme la meilleure et la plus simple :

Nous avons vu §§ 8 et 30 que le sel de cuisine avait la propriété de se transformer par l'action du nitrate mercurique en sublimé et en nitrate de soude. Tant qu'il y a du chlorure de sodium dans l'urine, l'urée ne peut être précipitée; mais, dès qu'il y a le moindre excès de nitrate mercurique, on obtient aussitôt un trouble blanc.

Comme 1 éq. Hg correspond à 1 éq. Cl, on peut titrer la solution de nitrate mercurique de telle manière que 1 CC corresponde à 10 milligrammes de sel de cuisine.

Dans la manière d'opérer, il faut avant tout se débarrasser des phosphates contenus dans l'urine, et on opère comme on l'a indiqué § 29 pour le dosage de l'urée.

On verse ensuite dans 15 CC de liquide, correspondant à 10 CC d'urine, le réactif renfermé dans une burette. Il se forme d'abord un trouble, mais qui disparaît par l'agitation; on continue d'ajouter du réactif jusqu'à ce qu'on obtienne un trouble permanent, et on lit alors sur la burette le nombre de CC de réactif employé. En multipliant par 10, on obtient le nombre de milligrammes de sel de cuisine contenu dans 10 CC d'urine.

§ 36. *Phosphates.— Formes sous lesquelles l'acide phosphorique se trouve dans l'urine.* — L'acide phosphorique est combiné en partie à la soude, sous forme de phosphate acide de soude, et en partie à la chaux et à la magnésie pour former les phosphates de chaux et de magnésie.

§ 37. *Augmentation et diminution des phosphates au point de vue du diagnostic.*

a) Les phosphates alcalins augmentent dans toute urine

qui accompagne une maladie inflammatoire, et surtout dans les affections cérébrales et spinales aiguës; ils diminuent dans les névroses, dans les affections spinales chroniques et les maladies des reins.

(b) Les phosphates terreux augmentent dans la méningite et en général dans toutes les affections cérébrales aiguës, dans les rhumatismes ; ils diminuent dans les maladies des reins, les maladies spinales et les maladies nerveuses en général.

§ 38. *Recherche des phosphates.* — Si on ajoute un excès d'ammoniaque à une urine acide, on précipite le phosphate de chaux et le phosphate de magnésie, le premier tel quel et le dernier à l'état de phosphate ammoniaco-magnésien. L'acide phosphorique qui, après l'addition de l'ammoniaque, est resté encore en solution, se reconnaît facilement par le précipité blanc jaunâtre de phosphate ferrique qui se forme par l'addition de chlorure ferrique, après avoir acidulé l'urine avec de l'acide acétique.

Dosage. — Le dosage de l'acide phosphorique se fait le mieux par la méthode des volumes, en employant une solution titrée d'acétate d'urane. Cette détermination repose sur le fait que le phosphate uranique est insoluble dans l'acide acétique et que le moindre excès de réactif se fait reconnaître par la coloration rougeâtre que prend le liquide, en ajoutant du ferrocyanure de potassium.

On peut titrer le réactif de telle sorte que 1 CC corresponde à 5 milligrammes d'acide phosphorique.

On opère ensuite de la manière suivante :

On introduit dans un vase à précipiter 50 CC d'urine, on ajoute 5 CC d'un mélange renfermant pour 1 litre de solution, 100 grammes d'acétate de soude cristallisé et 100 CC d'acide acétique concentré; on chauffe au bain-marie et on ajoute, au moyen d'une burette, de la solution titrée jusqu'à ce qu'une goutte du liquide essayé donne, avec le cyanure jaune, cette coloration rouge brunâtre caractéristique.

Quand il s'agit de doser seulement l'acide phosphorique des phosphates terreux, on traite par l'ammoniaque un volume déterminé d'urine, on dissout le précipité obtenu dans la quantité d'acide acétique strictement nécessaire, et dans cette solution on dose l'acide phosphorique comme on vient de voir.

Dans ce dosage il faut bien se garder d'employer un excès d'acétate de soude, de crainte d'exercer une influence fâcheuse sur la sensibilité de la réaction du cyanure jaune.

§ 39. *Présence des sulfates et leur recherche.* — Sous le rapport de leur importance pour le diagnostic, ils viennent immédiatement après les phosphates alcalins.

On les décèle comme nous l'avons déjà indiqué § 8, en ajoutant du chlorure de barium à l'urine préalablement acidulée avec de l'acide chlorhydrique.

Dosage. — Le dosage de l'acide sulfurique repose sur la même réaction, et, si l'on veut employer la méthode des volumes, il est avantageux de titrer la solution de chlorure de barium, de manière à ce que 1 CC du réactif corresponde à 10 milligrammes d'acide sulfurique.

§ 40. *Altérations que peuvent subir les matières colorantes de l'urine dans les différentes maladies.*

La matière colorante brune ou *urophéine* augmente dans les maladies inflammatoires et surtout dans les affections du foie; elle diminue, au contraire, et souvent considérablement, dans d'autres affections et notamment dans les névroses.

La matière colorante jaune, *l'uroxanthine,* augmente dans les troubles graves survenus dans les fonctions de la moelle épinière (il se forme ainsi de *l'urrhodine* et de *l'uroglaucine*), comme par exemple après une chute et après des commotions inattendues, dans les affections aiguës des reins et dans le choléra.

Les urines riches en uroxanthine déposent au bout de quelque temps de repos et par la fermentation alcaline un sédiment bleu (uroglaucine), de là ce qu'on appelle les urines bleues. (Choléra, *morbus Brighti.*)

§ 41. *Autres éléments normaux de l'urine.* — Ils sont en pathologie d'une importance tellement secondaire, que l'on peut, sans inconvénient, se dispenser d'entrer dans plus de détails à leur sujet.

CHAPITRE IV.

ÉLÉMENTS ANORMAUX DE L'URINE, LEUR MANIÈRE D'ÊTRE ET LEUR RECHERCHE CHIMIQUE.

§ 42. *Circonstances dans lesquelles les substances anormales se produisent dans l'urine.* — Ces éléments se présentent dans certaines maladies, et ce sont en partie des matières qui, tout en existant toujours dans le sang, sont éliminées par les reins, par suite de troubles survenus dans les phénomènes de la transsudation ; ou bien encore ce sont des substances qui ont pris naissance dans le tissu cellulaire par suite de transformation d'une partie de ce tissu, et qui, dans des conditions normales, sont décomposées dans le sang même, mais qui, dans des conditions anormales, passent sans altération du sang dans les reins, par lesquels elles sont éliminées.

§ 43. *Conditions pathologiques dans lesquelles se présente l'albumine.* — Les conditions dans lesquelles l'albumine se présente dans l'urine sont beaucoup plus nombreuses qu'on ne le pensait autrefois, lorsqu'on croyait pouvoir diagnostiquer certaines maladies par la présence de l'albumine.

L'albumine se présente :

(a) *Dans les maladies générales*, comme dans l'hydrémie proprement dite ; aussi la rencontre-t-on dans la chlorose, l'anémie, l'hydropisie ; elle se présente également dans les troubles survenus dans la circulation périphérique, dans les affections du cœur et du foie où, par une différence de pression, l'albumine est expulsée dans l'urine.

(b) *Dans les maladies du système uropoiétique,* comme par exemple, dans les affections concomitantes des reins, dans le typhus, la péritonite et la phlogose aiguë qui toutes produisent une hyperémie dans les reins. De plus, dans ce qu'on appelle les affections idiopathiques des reins, comme par exemple :

(α) *L'albuminurie* telle qu'elle se présente dans *morbus Brighti,* dans la néphrite et dans le *neoplasma renis.* Ce qu'on appelle les cylindres de Bellini, le dépôt de pus avec réaction acide, et les fragments de *neoplosma,* caractérisent chacune de ces maladies, dans lesquelles on remarque de l'albumine dans l'urine.

(β) *L'hématurie,* qui peut être ou bien une hématurie hémorrhagique capillaire et ne pas présenter de *coagula* de fibrine, ou bien une hématurie hémorrhagique vasculaire et présentant une masse coagulée de sang, ou enfin une hématurie séreuse ne présentant pas de corpuscules sanguins, mais où on trouve encore à côté de l'albumine la matière colorante du sang. Quand ces deux dernières substances se présentent dans une urine, dont le poids spécifique dépasse 1,020 , on peut les regarder presque toujours comme un symptôme urémique. Quand le poids spécifique est au-dessous de 1,020 et qu'on ne trouve pas de corpuscules sanguins, on peut expliquer la coloration rouge de l'urine et la présence de l'albumine par l'éclatement de quelques globules sanguins. Mais, si le poids spécifique de l'urine dépasse 1,020, on ne peut expliquer une aussi grande quantité de matière colorante du sang dans l'urine que par la présence du carbonate d'ammoniaque qui dissout l'hématosine, et on a ainsi un symptôme urémique spécifique.

(γ) *La pyurie.* — Dans la pyurie on rencontre souvent une assez grande quantité d'albumine. La pyurie acide ou rénale se présente dans la pyélite, dans le catarrhe de l'urèthre et dans la néphrite.

La pyurie alcaline indique un catarrhe de la vessie qui se trouve à l'état purulent ou qui est compliqué d'une pyurie rénale.

Si enfin l'albumine est éliminée non-seulement avec le pus dans les phlogoses de reins, mais en quantité aussi et même plus forte, en solution dans l'urine, dans les hématuries intercurrentes capillaires et vasculaires, on a affaire à une *hémato-pyurie.*

Nous trouvons encore de l'albumine dans l'urine, dans beaucoup de fièvres rémittentes, intermittentes et exanthématiques (rougeole, scarlatine, variole), de plus dans les affections des organes respiratoires (pneumonie, emphysème pulmonaire, tuberculose); de même qu'après des excès de table et de fortes émotions, et enfin, après l'absorption d'hydrogène arsénié.

§ 44. *Recherche de l'albumine.* — La recherche de l'albumine dans l'urine ne présente pas beaucoup de difficultés. On s'assure tout d'abord de la réaction de l'urine, on l'acidule légèrement avec de l'acide nitrique, dans le cas où elle serait neutre ou même alcaline, et on chauffe dans un tube à 60 ou 80 degrés. Il se produit un trouble suivi bientôt de la coagulation de l'albumine. L'alcool produit également une coagulation.

§ 45. *Dosage de l'albumine.* — On connaît trois méthodes, mais celle qu'on emploie le plus souvent dans la pratique est la suivante :

Selon la richesse de l'urine en albumine, on introduit dans une capsule 20, 50, 100 grammes du liquide à essayer et préalablement filtré, de manière à n'obtenir plus de 0 gr. 2 à 0 gr. 3 d'albumine coagulée ; si on avait affaire à des urines trop concentrées, on les étendrait en mesure.

On chauffe ensuite au bain-marie pendant une demi-heure, en ayant soin d'ajouter avec une baguette de verre 1 à 2 gouttes d'acide acétique (en évitant avec soin un excès), si, faute d'acide, il ne se formait pas un *coagulum* floconneux.

Quand la coagulation est achevée, on porte le liquide avec son précipité sur un filtre préalablement séché, pesé et humecté de nouveau. Quand le liquide s'est écoulé, on fait passer l'albumine dans la partie effilée du filtre, on lave à l'eau chaude jusqu'à ce que l'eau qui passe à la filtration ne laisse plus de résidu par évaporation sur la lame de platine. Le filtre avec son contenu est ensuite chauffé à 100°, entre deux verres de montre, et pesé après refroidissement; et, en retranchant du poids total celui des verres de montre et du filtre, on a le poids de l'albumine. Dans le cas où, pendant la coagulation, des phosphates terreux auraient été englobés par l'albumine, il faudrait calciner le tout dans un creuset de platine et déduire le poids des phosphates trouvé.

La seconde méthode consiste à déterminer la quantité d'albumine avec l'appareil de polarisation de Ventske-Soleil ou de Mitscherlich.

Le troisième procédé, dû à Boedeker, est volumétrique : il est fondé sur le fait que l'albumine est complétement précipitée par le cyanure jaune de sa solution dans l'acide acétique. Comme la première est suffisante pour tous les cas et peut être employée par tout le monde, nous nous sommes contenté d'indiquer seulement les principes sur lesquels sont fondés les deux autres procédés.

§ 46. *Maladies dans lesquelles on a constaté du glucose dans l'urine.*— Tout récemment encore, on a prétendu que le glucose, en petites quantités, il est vrai, se trouvait normalement dans l'urine, mais cette opinion n'est pas généralement admise. Par contre le glucose ne se présente comme élément constant de l'urine que dans une seule maladie, le diabète (*diabetes mellitus*), maladie dans laquelle souvent une grande quantité de sucre est éliminée, sous un volume énorme d'urine (atteignant quelquefois 25 litres). Le même phénomène a été observé dans la lésion de la paroi du quatrième ventricule du cerveau, et on a cru avoir trouvé ainsi la cause du diabète. Cependant la liaison entre cette lésion cérébrale et l'élimination du sucre est encore complétement inconnue. On a encore trouvé du sucre dans la galactostase et quelquefois dans la dyspepsie, la péritonite et l'hypochondrie ; on en a dit autant de la période de convalescence du choléra, de la maladie de Bright, mais tous ces faits n'ont pas encore été confirmés d'une manière certaine.

§ 47. *Recherche du sucre dans l'urine.* — L'urine des diabétiques est ordinairement très-pâle, d'une odeur particulière et d'un poids spécifique très-élevé (1,030 à 1,052). Fraîchement émise, elle a rarement une réaction très-acide, elle est le plus souvent neutre ou légèrement alcaline ; mais elle devient bientôt très-acide par la fermentation qui développe, en même temps que de l'acide lactique, de l'acide acétique et de petites quantités d'autres acides volatils.

Pour la recherche du sucre, on emploie différentes méthodes que nous allons passer toutes en revue avec plus ou moins de détails, par la raison qu'en employant un seul procédé, un opérateur peu expert pourrait facilement être induit en erreur.

1° *Au moyen d'une solution alcaline de cuivre.* — *Méthode de Trommer.* — On ajoute à une portion d'urine (débarrassée au besoin de son albumine d'après § 44) quelques gouttes de lessive de potasse ou de soude, on chauffe *légèrement* pour éliminer l'ammoniaque qui pourrait s'y trouver, on filtre s'il se forme un précipité considérable de phosphates terreux, et on ajoute ensuite avec précaution la solution de sulfate de cuivre, tant que le précipité bleu clair d'hydrate cuivrique formé tout d'abord se dissout. *On chauffe ensuite doucement le liquide bleu clair.* S'il y a présence de sucre, le liquide se trouble aussitôt, la couleur bleue disparaît et il se forme des stries jaunâtres qui augmentent de plus en plus, jusqu'à ce que tout le liquide prenne cette teinte jaune. Par le repos, il se dépose un précipité jaune ou rouge d'*hydrate de protoxyde* ou de *protoxyde de cuivre.* Il faut éviter de *chauffer à l'ébullition.*

Causes d'erreur. — Dans cette opération, il faut tenir compte de deux circonstances :

(a) Avant l'addition de la solution de sulfate de cuivre, il ne faut chauffer que modérément l'urine avec la lessive de potasse ou de soude, car sans cela le sucre, surtout quand il n'existe qu'en petites quantités, peut être tellement altéré qu'il n'est plus capable de réduire l'oxyde de cuivre.

(b) Si l'on chauffe jusqu'à l'ébullition l'urine avec la solution de sulfate de cuivre alcaline, il peut, même en l'absence de sucre, y avoir réduction de l'oxyde de cuivre par d'autres corps organiques.

Il est donc bon, surtout pour un opérateur peu expert, de faire encore d'autres essais confirmatifs.

2° *Essai à froid.* — On ne chauffe nullement le mélange d'urine et de solution de cuivre alcaline, mais on l'abandonne à lui-même pendant 12 à 24 heures. En cas de présence de sucre, il se forme encore dans ces conditions un précipité de protoxyde de cuivre. (Toutes les autres matières pouvant se trouver dans l'urine, ne réduisent le sel de cuivre qu'à l'ébullition.)

3° *Essai par une solution alcaline de bismuth.* — On traite l'urine par une solution alcaline de bismuth qu'on prépare de la manière suivante :

Dans un ballon on introduit parties égales (0 gr. 5 environ) de sous-nitrate de bismuth et d'acide tartrique avec un peu d'eau (4 grammes environ), on chauffe et on ajoute tout en agitant une solution moyennement concentrée de potasse caustique, jusqu'à ce qu'il se forme un liquide limpide.

Ce réactif se conserve assez longtemps sans altération dans un flacon fermé, dont le bouchon en verre est enduit de paraffine, si on a la précaution d'enfermer le flacon dans une boîte au fond de laquelle se trouve une autre boîte dont le couvercle est percé de petites ouvertures et qui contient de la potasse caustique en morceaux (destinée à absorber l'acide carbonique).

Pour faire l'essai d'une urine, on chauffe une certaine quantité de ce liquide dans un tube, on ajoute quelques gouttes de la solution bismuthique et on fait bouillir pendant quelques minutes. Aussitôt le liquide se colore en *brun foncé* ou *brun noirâtre,* et par le repos le bismuth réduit se dépose sous forme d'une poudre noire.

Cette réaction est très-caractéristique et très-sensible, et de beaucoup préférable à celle qu'avait indiquée autrefois Boettger, et dans laquelle on chauffait l'urine avec du carbonate de soude et une petite quantité de sous-nitrate de bismuth. Malgré cela elle présente encore quelques causes d'erreur. Il ne doit se trouver dans l'urine ni hydrogène sulfuré, ni albumine, ni mucilage de gomme. Il faut donc, avant l'essai, s'assurer de l'absence de ces corps, et les éliminer dans le cas contraire.

4° *Essai avec la potasse caustique.* — On introduit une certaine quantité d'urine dans un tube de verre assez long et d'un petit diamètre, on ajoute de la potasse caustique et on chauffe à l'ébullition la couche supérieure du liquide. S'il y a présence de sucre, la portion du liquide chauffée se colore en jaune, ou même en rouge brun, tandis que la couche inférieure du liquide garde sa couleur primitive. Cet essai est excellent comme épreuve confirmative.

5° *Essai avec une solution alcaline de carmin d'indigo* (sulfindigotate de soude). — On fait bouillir l'urine avec une solution de carmin d'indigo rendue alcaline avec du carbonate de soude. Pour de petites quantités de sucre, le liquide se colore d'abord en vert et ensuite en rouge pourpre ; pour une proportion plus grande de sucre, on obtient un liquide rouge qui passe plus tard au jaune.

6° *Essai avec une solution de nitrate d'argent ammoniacale.* — Un autre essai confirmatif consiste à faire bouillir pendant quelque temps l'urine avec une solution de nitrate d'argent ammoniacale. En cas de présence de sucre, il se précipite de l'argent métallique sous forme d'un miroir brillant. (L'acide formique, l'acide tartrique et d'autres corps analogues produisent la même réaction.)

7° *Fermentation.* — Dans les cas douteux, on a recours à la fermentation. A cet effet, on introduit l'urine dans un ballon avec de la levûre, et on provoque la fermentation en maintenant la température à 30° ou 40°. S'il y a présence de sucre, il y a production d'alcool et d'acide carbonique, comme l'indique l'équation suivante :

$$C^{12}H^{12}O^{12} = 2C^4H^6O^2 + 4CO^2$$

glucose.

Si pour cet essai on se sert de l'appareil bien connu de Will et Frésénius, on peut doser le sucre (§ 48).

8° *Séparation du sucre sous forme cristalline.* — Enfin on peut séparer le sucre par la cristallisation, s'il existe dans l'urine en quantité notable. A cet effet, on évapore une certaine quantité d'urine au bain-marie jusqu'en consistance sirupeuse. Après un repos plus ou moins long, le sucre se sépare en masses jaunâtres mamelonnées qu'on peut soumettre à une nouvelle purification. Dans certains cas cependant, on trouve dans l'urine un sucre complétement incristallisable et sirupeux.

§ 48. *Dosage du sucre.* — Ce dosage peut être fait de trois manières :

1° *Dosage par la fermentation.* — Comme nous l'avons indiqué § 47, l'analyse quantitative du sucre peut être faite par la fermentation. — On se sert à cet effet de l'appareil de Will et Frésénius qui, comme on sait, se compose de deux ballons mis en communication par des tubes en verre. Dans l'un des ballons, on introduit environ 30 grammes d'urine débarrassée d'albumine, avec un peu de levûre lavée et une petite quantité d'acide tartrique ; on monte l'appareil, on le pèse et on l'expose à une température de 20 à 30 degrés. Au bout de peu de temps, la fermentation se produit ; l'acide carbonique ainsi produit passe par l'acide sulfurique qui se trouve dans le second ballon et se volatilise. Après trois jours, la fermentation est terminée. On chauffe l'appareil doucement et on le pèse après refroidissement. La perte de poids indique le poids de l'acide carbonique, et par suite celui du sucre, sachant que 100 parties d'acide carbonique correspondent à 204,54 parties de glucose.

2° *Dosage volumétrique par la liqueur de Fehling.* — La liqueur de Fehling se prépare de la manière suivante : on dissout d'une part dans 200 grammes d'eau 34 gr. 639 de sulfate de cuivre cristallisé pur, $CuO, SO^3 + 5$ aq. ; d'autre part, on dissout 173 grammes de tartrate double de potasse et de soude chimiquement pur dans 500 à 600 grammes de lessive de soude de densité 1,12. On ajoute ensuite peu à peu à cette solution alcaline la solution de sulfate de cuivre, et on complète le mélange clair avec de l'eau pour former un litre de liquide. 10 CC de ce réactif sont exactement réduits par 0 gr. 05 de sucre contenu dans l'urine.

Remarques. — 1° La liqueur de Fehling ne se conserve pendant quelque temps qu'à la condition qu'on la mette à la cave, en la renfermant dans de petits flacons de 1 à 2 onces fermés avec de bons bouchons et cachetés.

2° Pour avoir un réactif irréprochable, on fait encore mieux de conserver séparément les deux liquides et de les mélanger en proportions convenables seulement au moment de s'en servir.

Manière d'opérer. — On étend une certaine quantité d'urine de manière à lui faire occuper 10 à 20 fois son volume, et on en remplit une burette graduée. D'un autre côté, on introduit dans un ballon 10 CC de la liqueur de Fehling et on ajoute 40 CC d'eau, on chauffe jusqu'à l'ébullition, et on ajoute l'urine à cette solution chaude jusqu'à ce que tout le sel cuivrique soit réduit et précipité sous forme de protoxyde. On reconnaît ce point, si, après quelque temps de repos pour permettre au précipité de se déposer, on s'aperçoit que le liquide surnageant est incolore en tenant le ballon vers la lumière. D'ailleurs, une petite portion de ce liquide filtré ne doit, après avoir été acidulé, déceler le cuivre ni par l'hydrogène sulfuré ni par le cyanure jaune. Dans cet essai, on fait bien de tenir le ballon au-dessus d'une lampe à alcool pour maintenir le liquide faiblement en ébullition, et de l'enlever seulement pour laisser déposer, lorsque le mélange aura pris une teinte rouge. Le dépôt se fait d'autant plus rapidement qu'on est plus rapproché de la réduction complète. Comme cet essai est assez délicat pour tout opérateur peu exercé, il est bon de le répéter plusieurs fois.

S'il y a présence d'albumine, il faut commencer par s'en débarrasser par coagulation et filtration.

3° *Dosage du sucre par son pouvoir rotatoire.* — On remplit le tube avec de l'urine privée d'albumine et tout à fait transparente, en évitant l'introduction de bulles d'air, on place le tube dans un appareil de polarisation de Ventzke-Soleil ou de Mitscherlich, et on détermine par le degré lu sur le vernier la rotation, et par suite la quantité de sucre. On se sert de la formule suivante : $p = \frac{a}{+56 . l}$ dans laquelle p désigne le poids du sucre en grammes pour 1 CC d'urine; a, la rotation abservée; l, la longueur du tube et 56 le pouvoir rotatoire spécifique. Ici également il faut une grande habitude pour trouver toujours des résultats exacts.

§ 49. *Maladies dans lesquelles on a constaté l'inosite.* — On a trouvé l'inosite dans la maladie de Bright et l'albuminurie en général, dans l'urémie après avoir fait usage de médicaments drastiques, dans le diabète, dans deux cas de carcinome et enfin dans la convalescence d'un cholérique. Dans un cas de diabète, l'inosite a remplacé peu à peu le sucre dans l'urine.

§ 50. *Recherche chimique de l'inosite.* — On traite l'urine préalablement débarrassée d'albumine par une solution d'acétate de plomb, on filtre pour séparer le précipité, on concentre un peu par évaporation le liquide filtré et on ajoute de l'extrait de Saturne, jusqu'à ce qu'il ne se forme plus de précipité. Ce précipité, qui contient l'inosite en combinaison avec l'oxyde de plomb, est lavé avec soin, mis en suspension dans l'eau et décomposé ensuite par l'hydrogène sulfuré. Le liquide, séparé par filtration du sulfure de plomb, dépose d'abord un peu d'acide urique qu'on sépare par le filtre. On concentre autant que possible le liquide et on le décompose tout bouillant avec trois ou quatre fois son volume d'alcool. S'il se forme ainsi un précipité abondant et adhérent au fond du vase, on se contente de décanter la solution alcoolique chaude ; si, au contraire, il se forme un trouble floconneux, on filtre en se servant d'un entonnoir chauffé et on laisse refroidir. Après environ vingt-quatre heures, l'inosite se dépose en cristaux sous la forme de choux-fleurs.

L'inosite est très-soluble dans l'eau et sa saveur est douce ; elle est, par contre, insoluble dans l'alcool et l'éther. Avec la levûre de bière, elle ne fournit pas d'alcool ; mais, mise en contact avec du fromage pourri, elle produit de l'acide lactique et de l'acide butyrique. L'inosite se reconnaît de plus par sa manière de se comporter envers l'acide nitrique. En effet, si on évapore à siccité une solution d'inosite avec de l'acide nitrique, qu'on humecte le résidu avec une solution d'ammoniaque et de chlorure de calcium et qu'on évapore de nouveau avec précaution jusqu'à siccité, il se forme une *vive coloration rose*. Si on chauffe une solution d'inosite avec de l'extrait de Saturne, il se forme surtout à chaud une gelée transparente qui, au bout de peu de temps, prend la forme d'empois. L'inosite se fait remarquer en outre par la manière dont elle se comporte envers le nitrate mercurique.

§ 51. *Maladies dans lesquelles on rencontre l'acide lactique libre et combiné.* — On a constaté la présence de l'acide lactique dans la *fermentation acide de l'urine*, et il est probable qu'il n'est qu'un produit de décomposition des matières extractives et colorantes de l'urine. On prétend l'avoir rencontré encore, quand, par suite de troubles occasionnés dans la respiration, la digestion, la nutrition, il y a éu oxydation incomplète dans le sang ; on le trouve également dans l'urine d'enfants rachitiques et dans la leucémie.

§ 52. *Recherche de l'acide lactique.* — L'acide lactique n'ayant pas de propriétés chimiques bien tranchées, on a recours pour en constater la présence à la formation de son sel de zinc qui cristallise facilement et d'une manière caractéristique (forme de tonneau ou de massue); mais il faut employer pour cela de l'urine aussi fraîche que possible. Comme la présence de cet acide est variable, dépendant de beaucoup de circonstances, et ne peut par conséquent donner aucun point d'appui pour le diagnostic, nous ne nous y arrêterons pas davantage.

§ 53. *Maladies dans lesquelles on rencontre dans l'urine de la matière grasse, des acides gras volatils, et moyen de constater leur présence.* — La matière grasse ne se présente que très-rarement dans l'urine; on la trouve dans la dégénérescence graisseuse des reins (*morbus Brighti*), dans la dégénérescence graisseuse des cellules épithéliales des conduits de l'urine et de la vessie, et dans le cas de surabondance de graisse dans le sang (*urina chylosa*, cause inconnue). Parmi les acides volatils, on a trouvé quelquefois l'acide butyrique. Dans l'urine diabétique fermentée, on a trouvé quelquefois de l'acide acétique et de l'acide propionique à côté de l'acide butyrique.

Comme la quantité de matière grasse contenue dans l'urine est toujours très-faible, la recherche chimique en est souvent très-difficile, et on a recours au microscope avec lequel on reconnaît d'ordinaire très-facilement la matière grasse, en ce que les gouttelettes graisseuses se présentent sous forme de disques aplatis, d'un pouvoir réfringent extraordinaire, et avec des bords sombres et irréguliers. Dans le cas où on ne pourrait ainsi reconnaître la matière grasse au microscope, on évaporerait à siccité au bain-marie l'urine en question, on exposerait encore pendant quelque temps le résidu à 110° et on l'épuiserait ensuite par l'éther. La matière grasse reste comme résidu de l'opération, et on peut en constater la nature au microscope, par la chaleur (acroléine) et par son action sur le papier (taches de graisse).

§ 54. *Maladies dans lesquelles on rencontre la matière colorante de la bile, les sels des acides de la bile, la taurine, et moyen de constater leur présence.* — Quoique les matières colorantes de la bile puisent se présenter dans la saison chaude, même dans l'urine des personnes bien portantes, le cas en est très-rare cependant; par contre, les matières colorantes et les sels des acides de la bile se présentent toujours dans l'ictère. On trouve même quelquefois de la taurine provenant de la décomposition de l'acide taurocholique.

Une urine qui contient les pigments de la bile en une certaine proportion se reconnaît facilement à sa forte coloration, qui est tantôt d'un brun rougeâtre, tantôt d'un brun verdâtre, tantôt d'un vert foncé ou d'un vert pré. Une urine de cette nature mousse fortement par l'agitation et colore le papier à filtrer en jaune ou en vert.

Recherche. — On emploie à cet effet de l'acide nitrique. Si dans un tube fermé d'un petit diamètre on introduit de l'acide nitrique concentré légèrement coloré en jaune à la lumière, et qu'au moyen d'une pipette on ajoute l'urine avec assez de précaution pour empêcher le mélange des deux liquides, il se produit, en cas de présence de la matière bilieuse, à la surface de séparation des deux liquides un jeu de couleurs présentant un anneau d'un beau vert qui s'élève de plus en plus, et qui offre à son bord inférieur un anneau passant du bleu au rouge violet et enfin jaune. (La couleur verte est caractéristique pour le pigment de la bile.) Des traces de bilirubine peuvent être découvertes en agitant l'urine avec le chloroforme qui se colore en jaune. Si on ajoute au chloroforme débarrassé d'urine de l'acide nitrique chargé de vapeurs nitreuses, on obtient la réaction indiquée en sens inverse (l'anneau descend au lieu de monter).

Les acides de la bile (dont l'acide cholique sert de point de départ) peuvent être décelés, après préparation du sel à base de soude, par la coloration qui se produit lorsqu'on traite la solution concentrée de ce sel, d'abord avec 2 ou 3 gouttes de sirop de sucre, et ensuite par de l'acide sulfurique pur et concentré. Le liquide se trouble d'abord et s'éclaircit ensuite en jaunissant; il passe plus tard successivement au rouge cerise clair, au rouge carmin, et enfin à un beau violet pourpre.

§ 55. *Maladies dans lesquelles on a constaté la présence de la leucine, de la tyrosine et de la cystine.* — On a trouvé les deux premiers corps dans l'atrophie jaune aiguë du foie, dans le typhus, la variole et dans l'urine d'un épileptique, après lésion de la moelle épinière. Quant à la cystine, elle a été retrouvée plusieurs fois dans l'urine sans qu'on puisse rapporter sa présence à certaines affections bien déterminées.

La recherche chimique de ces trois corps n'a pas d'importance bien marquée pour le diagnostic (voir § 66).

§ 56. *Présence de la fibrine dans l'urine.*— Ces cas sont très-rares et n'ont pas d'importance bien constatée pour le diagnostic. La présence de la fibrine dans l'urine fait admettre qu'il y a eu transsudation de ce corps, du sang dans les reins et les conduits urinaires ; elle offre encore ce caractère particulier que, seulement au bout de quelques heures après l'émission de l'urine, il se forme des *coagula* de fibrine qui se déposent comme sédiment ou transforment toute l'urine en une espèce de gelée (urine coagulable).

§ 57. *Maladies dans lesquelles on trouve dans l'urine les matières colorantes du sang (hématoglobine) et moyen de les déceler.* — On a observé ces matières dans les maladies qui se présentent avec ce qu'on appelle une *dissolution du sang* (défaut de plasticité), dans le scorbut, dans les fièvres putrides et typhoïdes, dans les fièvres intermittentes pernicieuses et après respiration d'hydrogène arsénié.

Recherche. — Dans ces cas l'urine offre une coloration rouge de sang, variant depuis le brun rougeâtre jusqu'au noir d'encre, sans que par le microscope on puisse découvrir les globules sanguins. Si on fait bouillir cette urine seule, ou après y avoir ajouté quelques gouttes d'acide acétique, avec précaution, il se forme un *coagulum* d'un rouge brunâtre qui, traité par de l'alcool aiguisé d'acide sulfurique, cède de l'hématine à ce dissolvant.

§ 58. *Circonstances dans lesquelles l'urine peut contenir du sang.* — L'urine peut contenir du sang dans les affections calculeuses des reins et de la vessie, quand il y a eu mécaniquement déchirure de vaisseaux, ou bien dans une néphrite violente où les vaisseaux ont été attaqués, enfin dans une cystite grave dans laquelle le tissu même a souffert (cancer de la vessie). Il peut se faire de plus, par ce passage du sang dans les conduits urinaires, que ces derniers soient obstrués par le sang coagulé, que l'émission de l'urine soit empêchée, et que ces *coagula* engendrent des concrétions permanentes dans ces mêmes organes.

S'il y a du sang dans l'urine, on y trouvera aussi de la fibrine et de l'albumine comme éléments du sang, et par conséquent il faut opérer avec beaucoup de précaution quand il s'agit de déterminer si toute l'albumine trouvée dans l'urine provient uniquement du sang.

§ 59. *Circonstances dans lesquelles on trouve dans l'urine de l'hydrogène sulfuré et moyen de le déceler.* — L'hydrogène sulfuré n'a été observé que très-rarement dans l'urine. On le rencontre dans ce qu'on appelle les urines de résorption et on explique sa présence par la décomposition des substances protéiques exsudées. D'après Beetz, il peut se faire que dans certaines circonstances l'hydrogène sulfuré provienne du sulfhydrate d'ammoniaque des intestins et passe dans le sang pour donner lieu à des intoxications qui ont quelque analogie avec celles occasionnées par le gaz des cloaques (hydrothyon-ammonémie). Dans ce cas, l'urine présente à la fois les réactions de l'ammoniaque et de l'hydrogène sulfuré. Si dans une cystite grave il se forme de l'hydrogène sulfuré par la putréfaction d'urine albumineuse dans la vessie, on a ainsi un pronostic très-défavorable.

Recherche. — La recherche chimique de ce corps est ordinairement très-facile, d'autant plus que ce *gendarme chimique* (il arrête les métaux), comme l'appelle Jacobsen, se fait déjà reconnaître par son odeur. Une bandelette de papier d'acétate de plomb se colore aussitôt en noir lorsqu'on la plonge dans de l'urine contenant en solution l'hydrogène sulfuré.

CHAPITRE V.

SÉDIMENTS URINAIRES.

§ 60. *Les sédiments urinaires* sont des matières solides non dissoutes qui, le plus souvent, sont d'abord en suspension et qui, dans un temps plus ou moins long, se déposent dans l'urine. Quelques sédiments se forment seulement lorsque l'urine a été émise depuis quelque temps, d'autres se forment déjà dans les voies urinaires (vessie, etc.) et peuvent, si les circonstances sont favorables, former des calculs.

Beaucoup de sédiments, dont les éléments étaient d'abord en solution, se forment seulement par suite de décompositions particulières de l'urine que nous avons étudiées (§§ 10 et 11), sous le nom de fermentations acide et alcaline.

§ 61. *Utilité du microscope.* — Le microscope est indispensable dans l'examen des sédiments, car, sans son secours, nous ne pourrious, dans bien des cas, nous prononcer d'une manière juste et précise sur la nature de la question.

§ 62. *Distinction des sédiments.*— Au microscope nous pouvons distinguer les sédiments en corps amorphes, cristallisés et organisés.

§ 63. *Influence de la réaction.* — Il n'y a guère que les sédiments organisés qui ne varient pas ; quant aux autres, tant amorphes que cristallisés, leur formation dépend en partie de la réaction de l'urine.

§ 64. *Énumération des sédiments qui se trouvent dans l'urine suivant sa réaction.*

A. *Dans l'urine acide on peut trouver comme corps :*

(a) *Amorphes* : des urates, des phosphates, de la matière grasse;

(b) *Cristallisés :* de l'oxalate de chaux, de l'acide urique, de la cystine, du phosphate de chaux, de la tyrosine, de l'acide hippurique ;

(c) *Organisés :* des mucosités coagulées, des corpuscules muqueux et sanguins, du pus, des cylindres urinaires, des cellules épithéliales, des champignons filiformes et produits par la fermentation, des vibrions, des spermatozoïdes, de la matière cancéreuse et la *Sarcina ventriculi Goodsir.*

B. *Dans l'urine alcaline se présentent* comme :

(a) *Amorphes :* le phosphate de chaux ;

(b) *Cristallins :* le phosphate ammoniaco-magnésien, l'urate d'ammoniaque ;

(c) *Organisés :* sans compter les corps cités en A, des infusoires et des conferves (les champignons filiformes et produits par la fermentation sont plus nombreux).

§ 65. *Examen de la réaction de l'urine.* — Avant de procéder à l'examen microscopique des sédiments, il faut s'assurer si l'urine est fraîchement émise, et ensuite si sa réaction est acide ou alcaline.

§ 66. *Examen microscopique et chimique des sédiments et marche systématique à suivre pour en déterminer les éléments* (Extrait de l'ouvrage de Vogel et Neubauer). — Après avoir examiné la réaction de l'urine et l'avoir laissée déposer, on décante et on met une goutte du sédiment sur un verre objectif, on recouvre d'un couvre-objet et on le met sous le microscope. On examine en faisant passer successivement dans le champ du microscope toutes les parties de l'objet. On passe ensuite en revue une autre portion du sédiment en ayant soin de choisir dans ses différentes couches, par la raison que les corps qui peuvent entrer dans sa composition ne se déposent pas tous avec la même facilité ; quelques-uns même, comme l'oxalate de chaux, ne se déposent qu'au bout de quelques heures. Si l'on a porté le dépôt sur un filtre pour séparer la partie liquide, il faut bien se garder, en raclant le filtre, de porter sous le microscope des fibres du papier, et de s'exposer ainsi à les prendre pour des éléments du sédiment.

I. — *L'urine a une réaction acide.*

A. *Tout le sédiment est amorphe* et se présente en partie sous forme de masses irrégulières et en partie sous forme de branches enchevêtrées comme de la mousse et composées de granules excessivement petits.

On en chauffe avec précaution une goutte sur le verre objectif :

(a) *Il y a solution complète : Urates.*

Comme essai confirmatif, on ajoute après refroidissement une goutte d'acide chlorhydrique et on abandonne au repos pendant environ une demi-heure. Si au bout de ce temps il s'est formé des tables rhomboïdales d'acide urique, on peut être certain que l'on avait affaire à des urates. — Dans la plupart des cas, ce sédiment se compose *d'urate acide de soude* et se distingue par sa coloration plus ou moins rouge.

On constate chimiquement la présence de l'acide urique d'après § 32 (*Formation de la murexide*).

(b) *Le sédiment ne se dissout pas par la chaleur, mais est soluble dans l'acide acétique sans effervescence : Phosphate de chaux.* — On s'assure de la présence de la chaux par l'oxalate d'ammoniaque, et de celle de l'acide phosphorique en le précipitant sous forme de phosphate ammoniaco-magnésien, ou en essayant avec le molybdate d'ammoniaque.

(c) *Dans le sédiment on aperçoit au microscope des gouttelettes fortement réfringentes : Matière grasse* (voir § 53).

B. *Le sédiment renferme des cristaux tout formés;* il peut contenir :

(a) *Oxalate de chaux* qui forme de petits octaèdres brillants, à base carrée, tout à fait transparents, très-réfringents, et présentant la forme d'enveloppes de lettres (Pl. I, fig. 5). Les cristaux sont de plus insolubles dans l'acide acétique et se distinguent en cela du phosphate de chaux qui est soluble dans cet acide.

(b) *Acide urique* qui forme des tables quadrangulaires ou des plaques hexagonales de forme rhomboïdale qui, par suite de transformation des angles obtus, donnent souvent lieu à des cristaux fusiformes ou en forme de tonneaux (fig. 2).

Ce sédiment est ordinairement plus ou moins coloré (voir § 32).

(c) *Cystine* forme des tables hexagonales régulières qui sont solubles dans l'ammoniaque et l'acide chlorhydrique, se carbonisent et brûlent par la chaleur, et qui, chauffées avec une solution d'oxyde de plomb dans la soude caustique, donnent un précipité de sulfure de plomb.

La preuve chimique de la présence de la cystine réside dans la formation de sulfure de plomb, et en ce qu'elle ne fond pas quand on la chauffe sur une lame de platine, mais brûle avec une flamme bleue verdâtre, en répandant une odeur ressemblant à celle de l'acide prussique.

(d) *Phosphate de chaux cristallisé* forme souvent des cristaux cunéiformes tantôt isolés, tantôt disposés de telle sorte qu'ils présentent des arcs de cercle. Dans ce cas, l'urine a ordinairement une réaction faiblement acide.

(e) *Tyrosine* peut former des grains sphériques très-denses de couleur brun-verdâtre et présentant une structure cristalline rayonnée. Leur solution dans l'ammoniaque forme, après saturation par l'acide acétique, des groupes caractéristiques de longues aiguilles brillantes.

L'urine renfermant de la tyrosine contient très-souvent des pigments de la bile.

(f) *Acide hippurique* ne se trouve que très-rarement dans les sédiments et sous forme d'aiguilles ou de prismes rhomboïdaux solubles dans l'eau chaude (fig. 1).

C. *Le sédiment renferme des corps organisés.*

(a) *Mucosités coagulées* formant des stries entrelacées composées de granules très-petits, rangés en séries et souvent accompagnés d'urate de soude. (Il ne faut pas les confondre avec ce qu'on appelle les cylindres urinaires dont il sera question en *e*.)

(b) *Corpuscules muqueux* (fig. 9) sont de petits corpuscules fortement contractés et granulés, qui se réunissent ordinairement par leurs bords pour former des groupes plus grands ayant quelque analogie avec des cottes de mailles.

(c) *Corpuscules sanguins* (fig. 7) qui forment des disques circulaires légèrement biconcaves ayant ordinairement une apparence jaunâtre, se gonflant fortement par l'acide acétique et s'y dissolvant plus ou moins rapidement.

(Il faut surtout porter son attention sur les formes sphériques gonflées et sur celles dont les bords sont déchiquetés et anguleux et qu'on obtient facilement par l'action d'une solution concentrée de sulfate de soude.)

S'il y a présence de sang, on trouve de l'albumine dans l'urine.

(d) *Pus* (fig. 8) forme des vésicules circulaires, pâles et légèrement granulées, de grandeurs différentes, qui se gonflent beaucoup par l'acide acétique, perdent leur surface chagrinée et permettent alors de reconnaître des noyaux de différentes formes et groupés de différentes manières. On ne parvient pas à distinguer chimiquement ou par le microscope ces corpuscules d'avec les corpuscules muqueux. *Seulement, en cas de présence de pus, l'urine contient toujours de l'albumine.*

(e) *On appelle cylindres urinaires* (fig. 10) des boyaux cylindriques recouverts souvent de corpuscules sanguins et purulents, et accompagnés de cellules épithéliales et de corpuscules muqueux.

(α) *Les cylindres d'épithélium* des tuyaux de Bellini sont

des tuyaux dont les cellules arrondies et à noyaux sont faciles à distinguer par leur tissu délicat.

(β) *Les cylindres granulés des reins* sont d'une composition granuleuse et peu transparents.

(γ) *Les cylindres hyalins des reins* sont solides, d'une constitution transparente, de telle sorte qu'on a de la peine à les distinguer du liquide environnant. (On les remarque mieux en employant une solution d'iode dans l'iodure de potassium, qui les colore en jaune.)

(f) *Cellules épithéliales* (fig. 10) avec leurs différentes formes suivant leur origine.

(α) *Épithélium en plaques* (ou pavimenteux), c'est-à-dire cellules arrondies, allongées ou polygonales à noyaux, provenant de la grande et de la petite lèvre du vagin, du bassinet, etc.

(β) *Épithélium cylindrique et ovoïde* provenant de la couche inférieure de la muqueuse de la vessie.

(γ) *Épithélium vibratile* (Flimmer epithelium) provenant de l'utérus.

(Par l'addition d'une solution iodée, tous ces tissus deviennent plus distincts au microscope).

(g) *Champignons de fermentation et filiformes.* — Au commencement de la fermentation acide de l'urine, ils accompagnent les sédiments d'urate de soude, d'acide urique libre et d'oxalate de chaux, mais ils se trouvent le plus souvent dans l'urine diabétique entrée en fermentation.

(α) *Les champignons de fermentation* (fig. 11, *a*) forment de petites cellules à noyaux, qui se multiplient par bourgeonnement et forment ainsi des séries simples ou enchevêtrées.

(β) *Les champignons filiformes* forment souvent un tissu si épais qu'ils recouvrent tout le champ du microscope.

(h) *Les vibrions* sont de petits cylindres très-fins qui se meuvent vivement en serpentant (se remarquent surtout par un fort grossissement dans une urine alcaline ou peu acide).

(i) *Les spermatozoïdes* se remarquent par leur forme de têtards.

(k) *Masse cancéreuse* (fig. 12).

(l) *Sarcina ventriculi Goodsir*. Très-rare. Sa forme caractéristique ne permet pas facilement de la confondre.

II. — *L'urine présente une réaction alcaline.*

A. *Le sédiment renferme des corps amorphes :*

Ils consistent seulement en *phosphate de chaux*.

B. *Le sédiment renferme des corps cristallisés.*

(a) *Le phosphate ammoniaco-magnésien* (fig. 6) se présente ordinairement sous forme de cristaux appartenant au prisme droit à base rhombe et offrant assez de ressemblance avec des couvercles de cercueils. Il se dissout facilement dans l'acide acétique (distinction d'avec l'oxalate de chaux), et dégage de l'ammoniaque lorsqu'on le chauffe avec de la potasse caustique.

(b) *L'urate d'ammoniaque* se présente aussi souvent sous forme de conglomérats glanduleux composés de petits globules sphériques hérissés de petites pointes.

C. *Le sédiment renferme des corps organisés.* — Outre le sang, le mucus, le pus, on trouve ici surtout des champignons de fermentation et filiformes, des infusoires et des conferves.

§ 67. *Relations entre la nature du sédiment et les différentes maladies.*

1° *Acide urique et urates.* — Ces corps ne se présentent pas seulement dans l'urine pathologique, dans les affections aiguës accompagnées de fièvre, mais aussi dans l'urine normale. Dans l'urine fraîchement émise, sauf dans la lithiasie, on ne rencontre jamais l'acide urique libre comme sédiment ; par contre, dans la fermentation acide, une urine quelconque dépose des cristaux de cet acide. Les sédiments qui se composent d'urates, surtout de potasse et de soude, sont très-fréquents et représentent pour les médecins les sédiments de fièvre connus depuis longtemps (*sedimenta lateritia*). Ils ressemblent souvent à s'y méprendre à du mucus, du pus et du sang, et ne peuvent être reconnus que par leurs caractères microscopiques.

2° *Oxalate de chaux.* — Ces sédiments se présentent également dans l'urine normale comme dans l'urine pathologique. Même quand ce sel se trouve en très-grande quantité comme dans *l'oxalurie*, cela n'a pas une grande importance pour le diagnostic, quoiqu'il se présente souvent dans certaines affections comme dans la dyspepsie, la spermatorrhée et les maladies de la moelle épinière. Dans l'oxalurie, l'urine présente ordinairement une *coloration foncée.*

3° *Acide hippurique.* — Les sédiments d'acide hippurique se forment souvent après avoir mangé des fruits et avoir absorbé de l'acide benzoïque et cinnamique, de même que dans certaines maladies ; mais ils ne présentent pas d'intérêt pour le diagnostic.

4° *Cystine.* — Les sédiments de cystine, très-rarement observés, ne présentent pas de valeur diagnostique. On les rencontre le plus souvent dans la lithiasie.

5° *Tyrosine.* — Ce corps a été observé dans l'atrophie aiguë du foie.

6° *Le phosphate ammoniaco-magnésien* se trouve constamment quand l'urine est devenue alcaline par suite de la décomposition de l'urée en acide carbonique et en ammoniaque. Dans le diabète, les maladies de la vessie et de la moelle épinière. On les trouve déjà dans l'urine fraîchement émise qui alors présente toujours une réaction neutre ou faiblement alcaline.

7° *Le phosphate de chaux* se trouve dans les mêmes circonstances que le corps précédent.

8° *Mucus.* — Les corpuscules muqueux se trouvent toujours dans l'urine normale par traces, mais ils augmentent dans les accès de fièvre aigus, dans les affections les plus variées, comme la pneumonie, la pleurésie, le typhus, les catarrhes des organes respiratoires et des intestins, la méningite, etc.

9° *Les cylindres urinaires et des reins* sont observés dans beaucoup de maladies, mais surtout dans les maladies des reins de Bright. Ils forment un des meilleurs points d'appui pour le diagnostic et la détermination de certaines affections du parenchyme des reins.

10° *Les spermatozoïdes* se trouvent dans l'urine après des pollutions ou le coït, mais souvent aussi dans l'urine des typhiques. Ils font supposer une surexcitation extraordinaire et longtemps prolongée des organes génitaux (Onanisme).

11° *Champignons et infusoires.* — Si on trouve des champignons et des infusoires dans l'urine fraîchement émise, cela indique que cette sécrétion s'est déjà décomposée dans la vessie, comme c'est souvent le cas dans le catarrhe des parois de la vessie.

12° *Le pus* dans l'urine indique toujours une suppuration dans le système uropoiétique, ou la présence d'un abcès en communication avec ce système. Il est donc important de savoir si le pus est le produit d'une affection superficielle de la muqueuse (inflammation catarrhale), ou d'une lésion plus profonde de ces parties accompagnée de modifications matérielles. Pour décider la question, il faut observer la durée de la suppuration et la composition du pus.

13° *Les matières cancéreuse et tuberculeuse* dans l'urine permettent d'admettre la présence d'un dépôt cancéreux ou tuberculeux ramolli dans une des parties du système uropoiétique, comme cela se présente dans le cancer de la vessie, et quelquefois, mais rarement, dans le cancer des reins.

CHAPITRE VI.

INSTRUCTIONS PRATIQUES SUR LA MARCHE A SUIVRE DANS L'ANALYSE QUALITATIVE ET QUANTITATIVE DE L'URINE.

§ 68. *Observations générales*. — Dans l'examen de l'urine il n'est pas en général nécessaire de rechercher toutes les substances normales et anormales qui ont été examinées avec plus ou moins de détails dans les paragraphes précédents. Le plus souvent la recherche d'un ou de plusieurs éléments indiqués suffit pour éclairer le diagnostic : c'est seulement dans le cas où le médecin voudrait avoir une idée exacte des différentes conditions de nutrition du malade qu'il peut être utile de faire une analyse de toutes les substances contenues dans l'urine, et, dans ce cas, il faut faire une série d'analyses pour résoudre la question. D'après cela, la première question qui se présente, quand on est chargé de l'examen d'une urine, est donc celle-ci : *Que faut-il rechercher ?* et il faut demander au médecin sur quelle substance il faut particulièrement porter son attention.

Si on ne peut pas répondre à votre question, il faut opérer comme si l'on avait affaire à une urine pathologique, et y rechercher surtout les substances anormales. Dans le cas où l'urine renfermerait un dépôt, on examinerait avec attention non-seulement le liquide, mais aussi le sédiment, et on indiquerait séparément les substances contenues dans l'urine et dans le dépôt.

Si, outre les substances anormales, il faut examiner les principaux éléments normaux, surtout les sels, on divise le rapport sur l'analyse en deux parties, en indiquant dans la première les substances normales, et dans la seconde les substances anormales.

Il est convenable d'opérer ainsi parce qu'il peut se faire que le médecin ne se rappelle pas assez la composition de l'urine normale pour que, si on lui présente un tableau indiquant pêle-mêle les substances normales et les substances anormales, il puisse se faire une idée nette de la composition de l'urine, tandis qu'en comprenant sous deux rubriques les éléments normaux et anormaux, cela lui sera beaucoup plus facile. Il faut en faire autant, si des personnes inquiétées par certaines propriétés anormales de l'urine, ou par la présence d'un dépôt, désirent connaître plus exactement la composition de leur urine.

§ 69. *Manière d'opérer dans l'examen de l'urine.* — PREMIER CAS. — Si le médecin vous indique les corps dont la recherche lui présente de l'intérêt, on se reporte aux paragraphes qui ont trait à ces substances, et on opère d'après les indications qui y sont données.

DEUXIÈME CAS. — Si on demande une analyse complète, on suit une marche systématique comme celle que nous allons indiquer et qui est due à Neubauer.

MARCHE SYSTÉMATIQUE POUR L'ANALYSE QUALITATIVE DE L'URINE.

I. — *On examine la réaction avec le papier de tournesol.*

L'urine peut être :

1° Acide et limpide.

2° Acide et sédimenteuse.

3° Neutre ou alcaline. — Dans ce dernier cas, elle présente ordinairement un sédiment.

Dans l'urine limpide ou débarrassée de sédiments par la filtration, on cherche ensuite les différents éléments. Quant à l'examen du sédiment on se reporte au chapitre V.

II. — *Recherche de l'albumine, des matières colorantes de la bile et du sang.*

On fait bouillir une petite portion d'urine avec addition de une à deux gouttes d'acide acétique, si elle ne présente pas déjà une réaction acide. S'il se forme un *coagulum* qui ne disparaît pas par l'addition d'acide nitrique, on a affaire à de l'albumine. Si le coagulum est :

(a) *Blanc*, il est composé d'albumine pur (voir § 44).

(b) *Verdâtre*, il y a lieu de supposer la présence de matière colorante de la bile, surtout si l'urine est fortement colorée (voir § 54).

(c) *Rouge brunâtre*, il peut y avoir présence de sang (voir § 57).

III. — *Recherche de l'urée, de la créatinine, de l'acide hippurique, de l'acide urique, de l'acide lactique, des phosphates terreux, etc.*

On évapore au bain-marie jusqu'à forte consistance syrupeuse, 400 à 500 grammes d'urine claire, débarrassée de sédiment et d'albumine, et on partage le résidu en deux portions inégales : 1/3 et 2/3.

1° On épuise la première portion, c'est-à-dire le tiers du résidu, avec de l'alcool fort, on laisse déposer la partie insoluble, on filtre la solution, on lave encore une fois le résidu avec de l'alcool fort et on essaye la solution d'après *a* et *b*, et le résidu d'après (3).

(a) *Urée.*— On évapore au bain-marie jusqu'à siccité une petite portion de la solution alcoolique, on dissout le résidu dans aussi peu d'eau que possible, et on ajoute, jusqu'à réaction fortement acide, quelques gouttes d'acide nitrique pur, exempt d'acide nitreux, ou un peu d'acide oxalique,

Par le refroidissement il se sépare de l'azotate ou de l'oxalate d'urée sous forme d'écailles blanches brillantes ou de tables hexagonales. L'oxalate d'urée forme quelquefois des prismes quadrangulaires.

(b) *Créatinine* $C^8H^7N^2O^3$. — On traite la plus grande portion de la solution alcoolique avec quelques gouttes d'eau de chaux, et on ajoute ensuite une solution de chlorure de calcium, jusqu'à ce qu'il ne se forme plus de précipité. On évapore le liquide filtré au bain-marie, jusqu'à ce qu'il ne présente plus qu'un volume de 10 à 12 CC, on l'introduit dans un petit vase à précipité, et après refroidissement on le décompose par 1/2 CC d'une solution alcoolique de chlorure de zinc pur. Après une forte agitation, il se forme bientôt un trouble et il se sépare un composé cristallin de créatinine et de chlorure de zinc. On examine au microscope le précipité cristallin, qui s'est déposé au bout de quelques heures. On remarque ainsi le plus souvent de fines aiguilles groupées concentriquement et présentant des rosaces complètes ou des bouquets qui s'entrecroisent ou sont placés deux à deux, de telle sorte qu'ils ressemblent à des pinceaux qui sont collés l'un dans l'autre par leurs tuyaux.

2° *Acide hippurique* $C^{18}H^8NO^5$, HO. — Les deux tiers du résidu obtenu en III sont faiblement acidulés par l'acide chlorhydrique, ils sont ensuite triturés avec du sulfate de barite et épuisés avec de l'alcool. Le liquide alcoolique est saturé avec de la lessive de soude, l'alcool est retiré par distillation, et le liquide sirupeux restant est évaporé à siccité au bain-marie, après avoir été additionné d'acide oxalique destiné à fixer l'urée. Le résidu, après avoir été pulvérisé, est épuisé avec l'éther, le liquide éthéré est soumis à la distillation, et ce nouveau résidu est traité à chaud par un lait de chaux, pour éliminer l'excès d'acide oxalique. On filtre, on réduit à un petit volume le liquide résultant et on acidule par l'acide chlorhydrique. Au bout de quelque temps, l'acide hippurique se sépare en cristaux qu'on examine chimiquement et au microscope. (Si le résidu reste pâteux, cela indique la présence d'acide lactique, § 52.)

Si, en versant sur l'eau un peu de la solution éthérée, il se forme ces dessins caractéristiques, il y a présence de matière grasse (fig. 11, *b*).

L'acide hippurique (fig. 1) se sépare d'une solution chaude sous forme de fines aiguilles, et d'une solution saturée froide, sous forme de colonnes et de prismes quadrangulaires transparents et blancs, qui se terminent en biseaux ; leur forme dominante est celle d'un prisme rhomboïdal droit (distinction d'avec l'acide benzoïque, qui cristallise en tables juxtaposées ou s'entre-croisant). Par la chaleur, l'acide hippurique se réduit d'abord en un liquide oléagineux, qui forme par le refroidissement une masse blanche cristalline. Si on chauffe ensuite cette dernière au rouge, il se sublime de l'acide benzoïque et du benzoate d'ammoniaque, en même temps qu'il se dégage une forte odeur d'acide prussique, et il reste un charbon poreux.

Si on chauffe jusqu'à l'ébullition de l'acide hippurique avec de l'acide nitrique concentré qu'on évapore à siccité, qu'on introduise le résidu dans un tube et qu'on chauffe encore, il se développe, comme avec l'acide benzoïque, une odeur intense d'amandes amères et rappelant la nitrobenzine.

3° *Phosphates terreux, mucus et acide urique.* — Le résidu obtenu en (1), après le traitement par l'alcool, est introduit dans une capsule et traité par l'acide chlorhydrique étendu (1 p. de H Cl + 6 p. HO). Il y a solution partielle, on porte sur un petit filtre et on a :

(a) *En solution* les phosphates et les autres sels ; les phosphates peuvent être précipités ensuite par l'ammoniaque.

(b) *Comme résidu* sur le filtre : le mucus et l'acide urique.

On lave le précipité, on perce le filtre, et au moyen d'un flacon à jet, on fait passer le résidu dans un petit tube, on ajoute 2 à 3 gouttes de lessive de soude, on chauffe et on filtre.

(α) Le résidu insoluble consiste en mucus.

(β) Le liquide filtré contient l'acide urique qui, après le traitement par l'acide chlorhydrique, se sépare en cristaux.

IV. — *Recherche des matières colorantes de l'urine.*

(Voir § 17).

V. — *Recherche du glucose.*

(Voir § 47).

VI. — *Recherche de l'hydrogène sulfuré.*

(Voir § 59). Dans ce cas l'urine présente l'odeur caractéristique de HS et colore en brun ou noir le papier d'acétate de plomb.

VII. *Recherche des matières inorganiques.*

On évapore à siccité une portion d'urine (40 à 50 CC), on mélange le résidu avec 1 à 2 grammes de mousse de platine, et on chauffe au rouge faible jusqu'à ce que tout le charbon soit brûlé et qu'il reste une masse d'un blanc verdâtre. On en réserve une portion pour la recherche de l'iode (voir IX), et on fait bouillir le reste avec de l'eau. On obtient ainsi : *une solution A et un résidu B.*

A. La solution est partagée en quatre portions dans lesquelles on recherche successivement :

1° *L'acide sulfurique.* — On acidule une portion du liquide avec HCl, et on traite par BaCl, qui donne un précipité blanc pulvérulent.

2° *Le chlore.* — Une autre portion est acidulée par NO^5 et traitée ensuite par le nitrate d'argent, qui donne un précipité blanc caillebotté noircissant à la lumière.

3° *L'acide phosphorique.* — Une troisième portion est traitée par de l'acétate de soude, de l'acide acétique et une goutte de perchlorure de fer. On obtient ainsi un précipité gélatineux d'un blanc jaunâtre. De plus, si on traite une autre portion avec du molybdate d'ammoniaque, le liquide se colore en jaune et il se forme un précipité de même couleur.

4° *Soude.* — Le reste de la solution est évaporé à siccité et une partie du résidu est chauffée au chalumeau jusqu'au rouge, sur un fil de platine, et dans la flamme intérieure : on obtient de cette manière une coloration jaune.

5° *Potasse.* — Le reste de la masse saline obtenue en (4) est dissous dans un peu d'eau et traité par le bichlorure de platine. On obtient un précipité jaune cristallin.

B. Le résidu est épuisé à chaud par l'acide chlorhydrique mis sur un filtre et lavé, et le liquide résultant est traité comme il suit pour rechercher :

1° *Le fer.* — On fait bouillir une portion de la solution avec une goutte d'acide nitrique, et on ajoute du sulfocyanure de potassium : on obtient une coloration rouge de sang.

2° *Chaux.* — Une autre portion est additionnée d'acétate de soude en excès, et traitée par l'oxalate d'ammoniaque.

3° *Magnésie.* — On précipite toute la chaux comme il est indiqué en (2), on filtre et on ajoute au liquide résultant de l'ammoniaque ; on obtient ainsi un précipité blanc cristallin de phosphate ammoniaco-magnésien.

VIII. — *Recherche des sels ammoniacaux.*

On recherche ces sels en traitant dans un ballon 50 à 100 CC d'urine avec un lait de chaux, et en exposant aux vapeurs qui se dégagent une bandelette de papier de curcuma, humectée et maintenue avec un bouchon. S'il y a présence d'ammoniaque, la bandelette brunit rapidement ; on peut aussi présenter à l'ouverture du ballon une baguette trempée dans l'acide chlorhydrique ou l'acide acétique et on obtiendra les vapeurs blanches bien connues.

IX. — *Recherche de l'iode.*

On recherche l'iode dans la partie réservée en VII. Pour cela on introduit la matière dans un petit creuset de porcelaine, et, après addition de quelques gouttes d'acide nitrique rouge fumant, on couvre le tout avec un couvercle préalablement enduit d'empois d'amidon. S'il y a présence d'iode, l'empois est coloré en violet. On peut aussi distiller directement l'urine primitive avec de l'acide sulfurique (voir l'ouvrage de Neubauer), mais le procédé est beaucoup plus compliqué.

X. — *Recherche des acides phénique, benzoïque, acétique, etc.*

Quant à la recherche des éléments moins importants, comme l'acide phénique, pour lequel il faudrait opérer sur 25 litres d'urine, de même que pour celle des acides benzoïque et acétique, qui ne se trouvent que dans l'urine alcaline putréfiée, nous pouvons la négliger ici et renvoyer à l'ouvrage de Vogel et de Neubauer.

On peut en dire autant :

XI. — *De l'acide butyrique* qui ne se présente que très-rarement et pour la recherche duquel il faudrait employer quelques litres d'urine.

Les corps suivants sont dans le même cas :

XII. — *Inosite* (voir § 50).
XIII. — *Allantoïne,* et XIV. — *Xanthine.*
XV. — *Leucine et tyrosine* (voir § 55.)

Analyse quantitative. — Pour l'analyse quantitative des différents corps trouvés dans l'urine, nous renvoyons aux chapitres III et IV.

CHAPITRE VII.

CONCRÉTIONS URINAIRES (GRAVIER ET CALCULS.)

§ 70. *Généralités.* — *Définition.* — On entend par concrétions urinaires des dépôts formés par l'urine dans les voies urinaires (reins, uretères, vessie, urèthre). Elles sont tantôt de petites dimensions comme des grains de sable et peuvent ainsi être éliminées facilement avec l'urine ; elles sont dans ce cas ordinairement en grande quantité et généralement cristallines (*gravier*); tantôt elles sont de dimensions plus grandes, variant depuis celle d'un pois jusqu'à celles d'une pomme, et ne peuvent, par conséquent, plus être expulsées (*calculs*). Il n'y a du reste pas de limite bien tranchée entre ces deux espèces de concrétions et elles ne diffèrent le plus souvent que par leur forme.

Constitution des calculs (figure, planche II). — Les calculs consistent le plus souvent soit en une masse homogène, soit en plusieurs couches concentriques présentant chacune une composition chimique différente, et qui se sont déposées autour d'un noyau de mucus desséché et se sont ainsi développées avec plus ou moins de rapidité.

Distinction d'avec les corps étrangers. — Très-souvent dans cette circonstance le microscope donne déjà des éclaircissements suffisants, notamment dans le cas où des malades atteints d'hypochondrie auraient pris pour des concrétions urinaires, du sable ou de petites pierres se trouvant par hasard dans le vase de nuit. Ces petites pierres, consistant ordinairement en silicates, se laissent distinguer déjà par leur forme et leurs caractères physiques des concrétions urinaires, et c'est seulement dans des cas rares qu'il faut avoir recours à un examen chimique.

Composition chimique des concrétions urinaires. — Les éléments chimiques des concrétions urinaires sont essentiellement ceux que nous avons trouvés dans les sédiments, et pour plus de détails nous ne pouvons mieux faire que de renvoyer à cet article. Ces éléments sont : 1° *acide urique et urates ;* 2° *xanthine ;* 3° *cystine ;* 4° *oxalate de chaux ;* 5° *carbonate de chaux ;* 6° *phosphate de chaux ;* 7° *phosphate ammoniaco-magnésien ;* 8° *substances protéiques* (*mucus, fibrine*) ; 9° *urostéalithe* mélangé de quantités inappréciables de silice, d'alumine, etc.

§ 71. *Marche systématique à suivre dans l'examen des concrétions urinaires.* — On commence par examiner soigneusement au microscope les différentes couches du calcul, pour s'assurer si la concrétion se compose d'un seul ou de plusieurs éléments. On réduit ensuite en poudre la partie que l'on veut examiner, et, après l'avoir lavée avec un peu d'eau distillée froide, et séchée de nouveau, on en chauffe une portion sur la lame de platine, au-dessus d'une lampe à alcool.

Il peut se présenter ainsi deux cas :

1° *Il ne reste pas de résidu ou un résidu insignifiant.*

2° *La concrétion paraît incombustible ou laisse après calcination un résidu notable.*

PREMIER CAS. — *Pas de résidu appréciable : Calculs combustibles.*

Acide urique *Urate acide d'ammoniaque* *Xanthine*	brûlent sans flamme.

Cystine *Urostéalithe* *Substances protéiques (fibrine)*	brûlent avec flamme.

Recherche de ces différents corps.

1° *Acide urique.* — On traite une portion de la matière pulvérisée par l'acide nitrique et l'ammoniaque, et on a la réaction de la murexide.

Les calculs d'acide urique sont relativement très-fréquents et peuvent atteindre une grosseur notable. Ils sont ordinairement colorés (jaunes, rougeâtres, brun rougeâtre), rarement blancs, ils présentent le plus souvent une surface unie et sont assez durs.

2° *Urate d'ammoniaque.* — Une portion de la matière arrosée avec de la potasse caustique dégage de l'ammoniaque, reconnaissable aux vapeurs blanches qui se développent à l'approche d'une baguette trempée dans l'acide acétique.

L'acide urique et l'urate d'ammoniaque se distinguent en cela, que le premier ne se dissout que très-peu dans l'eau bouillante, tandis que l'urate d'ammoniaque se dissout beaucoup mieux et en plus grande quantité.

Les calculs d'urate d'ammoniaque sont rares et sont le plus souvent de petites dimensions, ils sont d'une couleur plus claire (blanchâtres ou jaune d'argile) et présentent une constitution plus terreuse.

Si l'on n'a pas la réaction de la murexide, le calcul peut se composer d'un des corps suivants :

3° *Xanthine.* — Se dissout dans l'acide nitrique sans dégagement de gaz, et cette solution laisse par évaporation un résidu d'une couleur jaune citron très-vive, qui n'est pas coloré en rouge par l'ammoniaque, mais qui par la potasse caustique se dissout avec une coloration d'un rouge foncé.

Remarque. — La guanine donne une réaction analogue. Il faut donc se mettre sur ses gardes quoique cette substance n'ait pas encore été signalée dans les calculs.

Les calculs de xanthine sont très-rares et on n'en a trouvé jusqu'ici que peu d'exemplaires. Ils sont d'une couleur brun-clair, sont assez durs, acquièrent par le frottement l'éclat de la cire et consistent en couches concentriques amorphes, faciles à enlever par solution.

4° *Cystine.* — Se dissout dans l'ammoniaque caustique et se sépare par une évaporation lente de cette solution, en cristaux très-caractéristiques formant des tables hexagonales régulières. Si on dissout dans la potasse caustique une concrétion renfermant de la cystine, que l'on ajoute une petite quantité de solution d'acétate de plomb et que l'on chauffe, il se forme un précipité de sulfure de plomb qui donne au mélange une apparence d'encre.

Les calculs de cystine sont également très-rares, ils sont d'un jaune mat et à surface polie, d'une cassure cristalline présentant l'éclat de la cire ou de la graisse. Ils sont assez mous, se laissent racler facilement et leur poudre se comporte au toucher comme la poudre de savon.

5° *Substances protéiques.* — Ne présentent pas trace de cristallisation, dégagent par la combustion une odeur de corne brûlée, sont insolubles dans l'eau, l'éther et l'alcool, mais solubles dans la potasse caustique, solution dont elles sont précipitées de nouveau par les acides. Elles se gonflent dans l'acide acétique et se dissolvent dans l'acide nitrique bouillant. Les calculs de substances protéiques (formés par la coagulation de sang et de fibrine), sont également très-rares.

6° *Urostéalithe.* — Fond par la chaleur sans bien se fluidifier, se gonfle et développe une odeur très-forte rappelant celle d'un mélange de gomme laque et de benjoin. Elle se dissout dans la potasse en s'émulsionnant; elle se dissout également très-bien dans l'éther, et le résidu de l'évaporation de cette solution se colore en violet, si on continue l'action de la chaleur.

Les concrétions d'urostéalithe ne se présentent que très-rarement. Fraîches encore, elles sont molles et élastiques comme le caoutchouc; par la dessiccation, elles se contractent et deviennent rugueuses, prennent une teinte variant du brun clair au noir, sont assez dures, mais se ramollissent de nouveau par la chaleur.

DEUXIÈME CAS. — *La concrétion laisse après la calcination un résidu notable. — Calculs incombustibles.*

Corps qu'elle peut renfermer :

Urate de soude, de chaux, de magnésie.
Oxalate et carbonate de chaux.
Phosphate ammoniaco-magnésien et phosphate de chaux.

Recherche de ces différents corps.

Comme nous avons parlé des caractères chimiques de to s ces corps dans des paragraphes antérieurs, nous allons nous en tenir ici au plus strictement nécessaire.

1° *Urates de soude, de chaux et de magnésie.*— Ces sels ne constituent ordinairement pas à eux seuls des calculs, mais ils y sont contenus en plus ou moins grande proportion.

Pour déterminer si on a affaire à un des urates mentionnés, on fait bouillir la matière pulvérisée avec de l'eau et l'on filtre à chaud. Les urates, plus solubles dans l'eau chaude que l'acide urique, se trouveront dans le liquide filtré. On évapore à siccité, on calcine et on recherche dans le résidu les bases, d'après les méthodes ordinaires.

Quant à l'acide urique resté sur le filtre, on l'examine comme nous l'avons indiqué plus haut.

2° *L'oxalate de chaux* noircit par la calcination en se

transformant en carbonate, et on obtient de la chaux vive en continuant la calcination.

Les calculs d'oxalate de chaux sont assez fréquents, surtout chez les enfants. Ils sont ou bien petits, légèrement colorés et polis, ressemblant à de la semence de chanvre; ou bien ils sont plus grands, à surface rugueuse, raboteuse et verruqueuse, ordinairement colorés en brun ou noir.

Calculs muraux. — Ces derniers irritent le plus souvent beaucoup les voies urinaires par leur surface rugueuse, et occasionnent par conséquent de sérieuses incommodités (inflammation, hémorrhagie, etc.).

3° *Le carbonate de chaux* se reconnaît facilement par l'effervescence qu'il produit avec les acides. Comme il est toujours accompagné de matières organiques, il noircit également par la calcination.

Les calculs ne renfermant que du carbonate de chaux sont assez rares.

4° *Le phosphate ammoniaco-magnésien* et *le phosphate de chaux* se rencontrent ordinairement ensemble dans le même calcul. Ils ne brûlent pas par la calcination, mais fondent en une masse blanche d'émail, ce qui les a fait appeler *calculs fusibles.*

L'existence de ces calculs fait supposer que l'urine a été pendant plus ou moins longtemps ammoniacale par suite de la décomposition de l'urée. Ils peuvent atteindre une grosseur considérable, sont ordinairement blanchâtres et sont tantôt plus ou moins mous, poreux et crayeux si le phosphate ammoniaco-magnésien prédomine; et tantôt denses et durs, si c'est le phosphate calcaire qui l'emporte.

TABLE DES MATIÈRES.

Paris. — Typographie Georges Chamerot, rue des Saints-Pères, 19.

INDIQUANT LE ET DE SES PRINCIPAUX ÉLÉMENTS
NEZ.

MALADIE	LORURES.	SULFATES.	PHOSPHATES ALCALINS.
Maladies fébriles ai			
a) jusqu'à la périod	ient rapidement	diminuent	diminuent
b) stade du décours	ugmentent	»	»
c) convalescence...	ent quelquefois antité normale	»	»
Hydropisie aiguë...	sparaissent	»	»
Maladie aiguë de Br	sparaissent	»	»
Tuberculose aiguë...	sparaissent	»	diminuent
Pneumonie.........	sparaissent	»	diminuent
Rhumatisme aigu...	liminuent	»	diminuent
Maladies nerveuses	»	»	augmentent
Choléra....	sparaissent	»	»
Typhus...........	sparaissent	»	»
Urémie...........	»	»	»
Après les grandes op			
a) immédiatement	»	»	»
b) à partir du deux	»	»	»
c) plus tard.......	»	»	»
Maladies chroniques	minuent pas	diminuent	diminuent
Fièvres intermittent			
a) jours de fièvre.	gmentent	»	»
b) jours sans fièvre	iminuent	»	»
c) paroxisme.....	gmentent	»	»
d) apyrexie....	iminuent	»	»
Diabète sucré...... *Diabète insipide* (Pol	tent quelquefois dérablement ; s la polyurie mmes par jour	»	»
Hydropisies.. ..	tent quelquefois idérablement	»	augmentent
Maladie chronique	iminuent gmentent par a diarèse	»	»
Leucémie....	»	»	»
Arthrite chronique.	»	»	»
Manie pendant l'acc	iminuent	diminuent	diminuent
Mélancolie.	liminuent	diminuent	diminuent

Paris. — Typographie Georges Chamerot, rue des Saints-Pères, 19.

TABLEAU

INDIQUANT LES VARIATIONS, EN VINGT-QUATRE HEURES, DES QUANTITÉS D'URINE ET DE SES PRINCIPAUX ÉLÉMENTS DANS LES DIVERSES MALADIES, D'APRÈS GORUP-BESANEZ.

MALADIES.	URINE.	URÉE.	ACIDE-URIQUE.	KRÉATINE ET KRÉATININE.	CHLORURES.	SULFATES.	PHOSPHATES ALCALINS.
Maladies fébriles aiguës :							
a) jusqu'à la période d'état	diminue	augmente	augmente	»	diminuent rapidement	diminuent	diminuent
b) stade du décours	augmente	diminue	diminue	»	augmentent	»	»
c) convalescence	normale	normale	»	»	dépassent quelquefois la quantité normale	»	»
Hydropisie aiguë	diminue	»	»	»	disparaissent	»	»
Maladie aiguë de Bright	»	»	»	augmente	disparaissent	»	diminuent
Tuberculose aiguë	»	»	»	manque	disparaissent	»	diminuent
Pneumonie	diminue	»	augmente	manque	disparaissent	»	diminuent
Rhumatisme aigu	diminue	»	augmente	»	diminuent	»	augmentent
Maladies nerveuses aiguës	»	»	»	»	»	»	»
Choléra	se réduit au minimum	augmente avec la diurèse	»	augmente	disparaissent	»	»
Typhus	diminue	»	»	augmente	disparaissent	»	»
Urémie	»	diminue	»	»	»	»	»
Après les grandes opérations :							
a) immédiatement après	»	diminue	»	»	»	»	»
b) à partir du deuxième jour	»	augmente	»	»	»	»	»
c) plus tard	»	normale	»	»	»	»	»
Maladies chroniques	»	diminue	»	»	ne diminuent pas	diminuent	diminuent
Fièvres intermittentes :							
a) jours de fièvre	»	augmente	augmente	»	augmentent	»	»
b) jours sans fièvre	»	diminue	diminue	»	diminuent	»	»
c) paroxisme	»	augmente	diminue	»	augmentent	»	»
d) apyrexie	»	diminue	augmente	»	diminuent	»	»
Diabète sucré *Diabète insipide (Polyurie)*	augmente	diminue	diminue ordinairement	diminue	augmentent quelquefois considérablement ; dans la polyurie 29 grammes par jour	»	»
Hydropisies	diminue	diminue	»	»	augmentent quelquefois considérablement	»	augmentent
Maladie chronique de Bright	»	diminue	»	augmente dans l'urémie	diminuent et augmentent par la diarèse	»	»
Leucémie	»	»	augmente considérablement	»	»	»	»
Arthrite chronique	»	»	diminue	»	»	»	»
Manie pendant l'accès	diminue	diminue	»	»	diminuent	diminuent	diminuent
Mélancolie	diminue	diminue	»	»	diminuent	diminuent	diminuent

PLANCHE I.

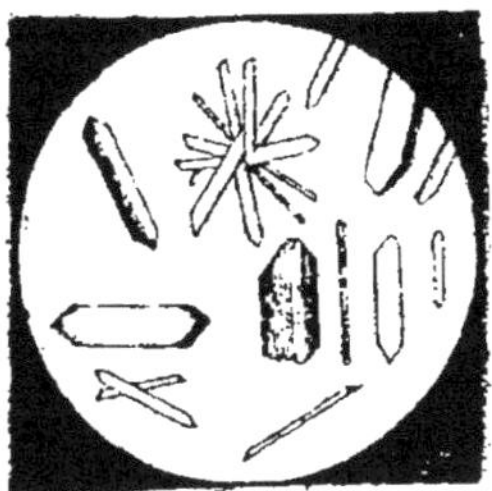
Fig. 1. — Acide hippurique.

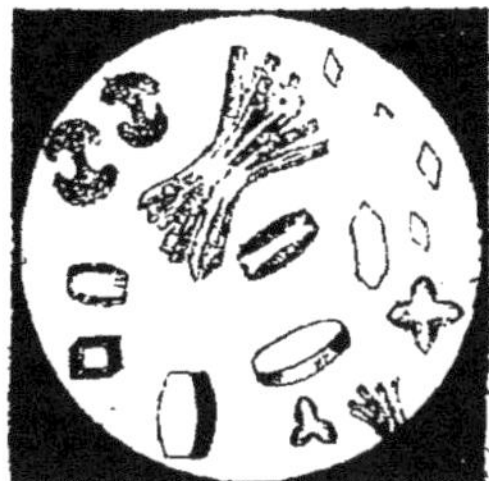
Fig. 2. — Acide urique.

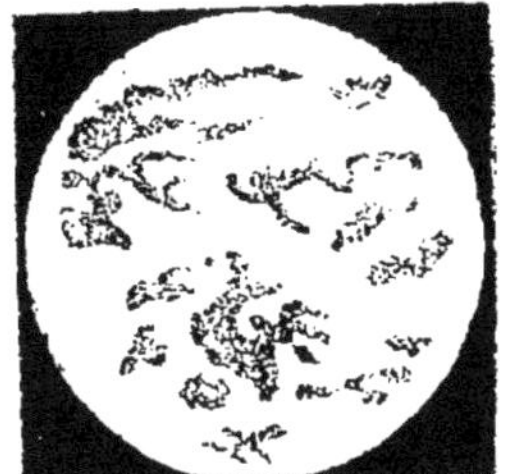
Fig. 3. — Urate de soude.

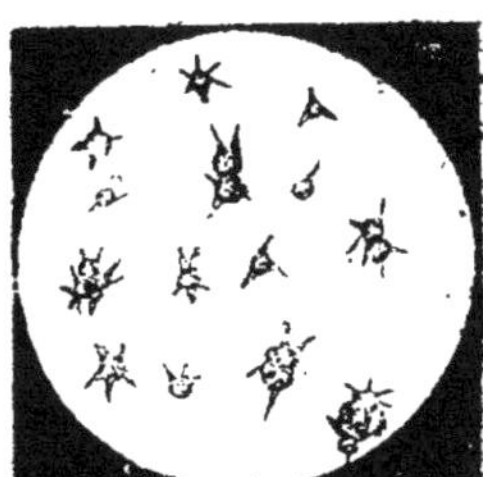
Fig. 4. — Urate d'ammoniaque.

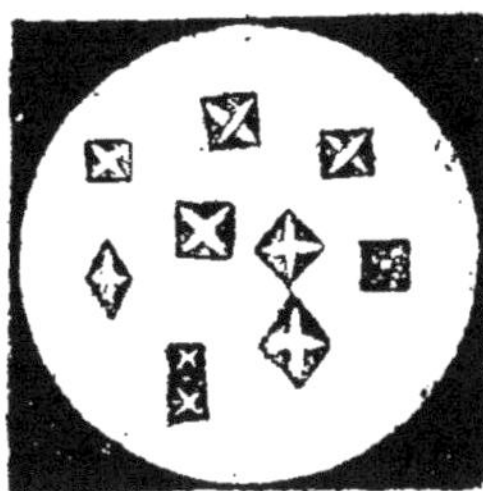
Fig. 5. — Oxalate de chaux.

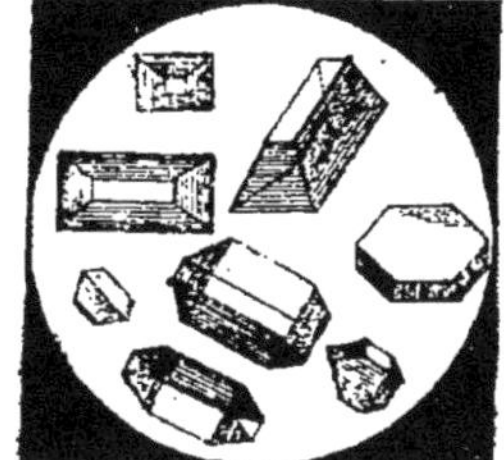
Fig. 6. — Phosphate ammoniaco-magnésien.

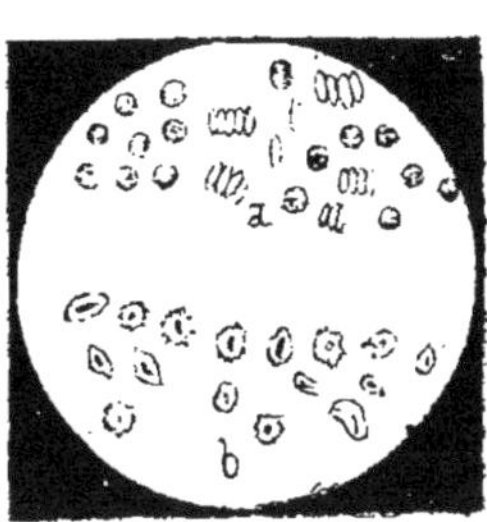

Fig. 7. — Corpuscules sanguins.
a) A l'état normal ;
b) Après l'action du sulfate de soude.

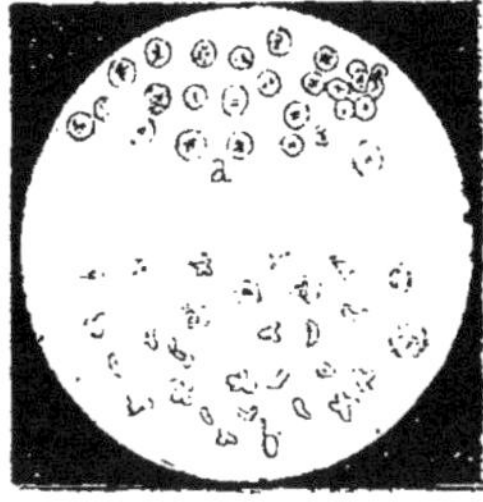

Fig. 8. — Pus.
a) A l'état normal ;
b) Après l'action de l'acide acétique.

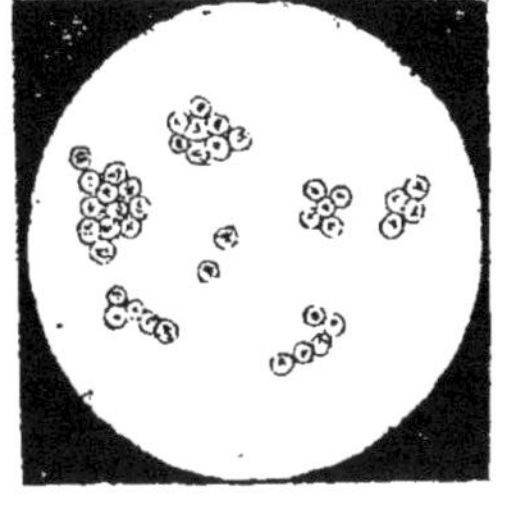
Fig. 9. — Mucus.

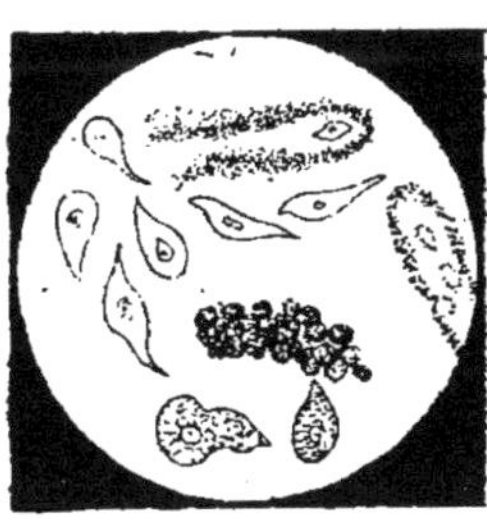
Fig. 10. — Cylindres urinaires et epithelium.

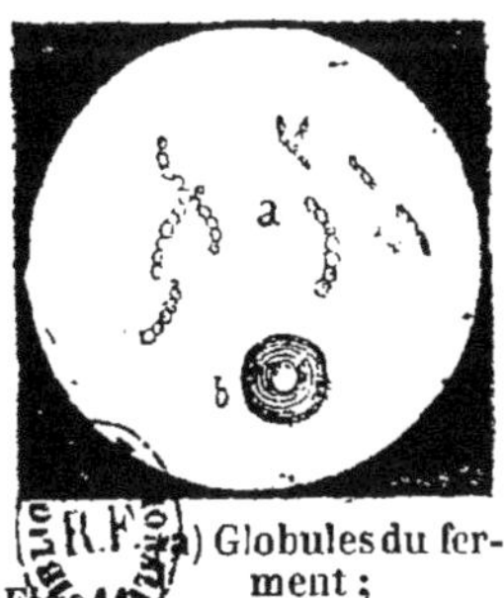

Fig. 11. a) Globules du ferment ;
b) Globules graisseux.

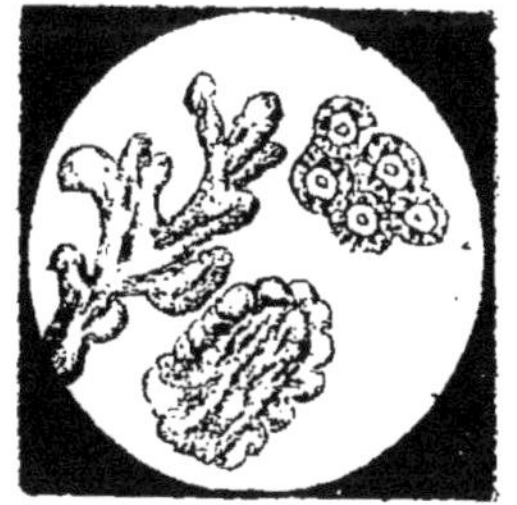
Fig. 12. — Formation cancéreuse.

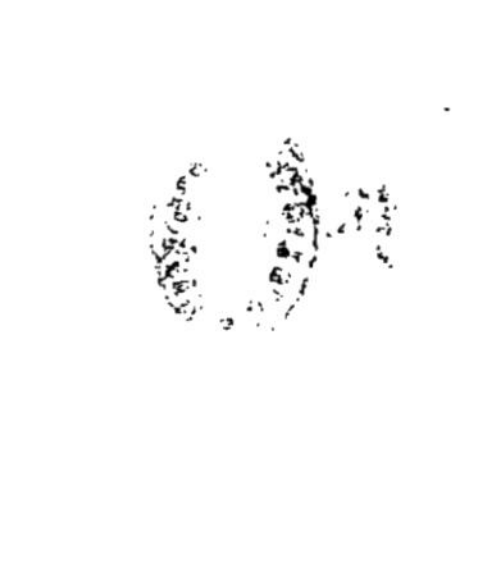

PLANCHE II.

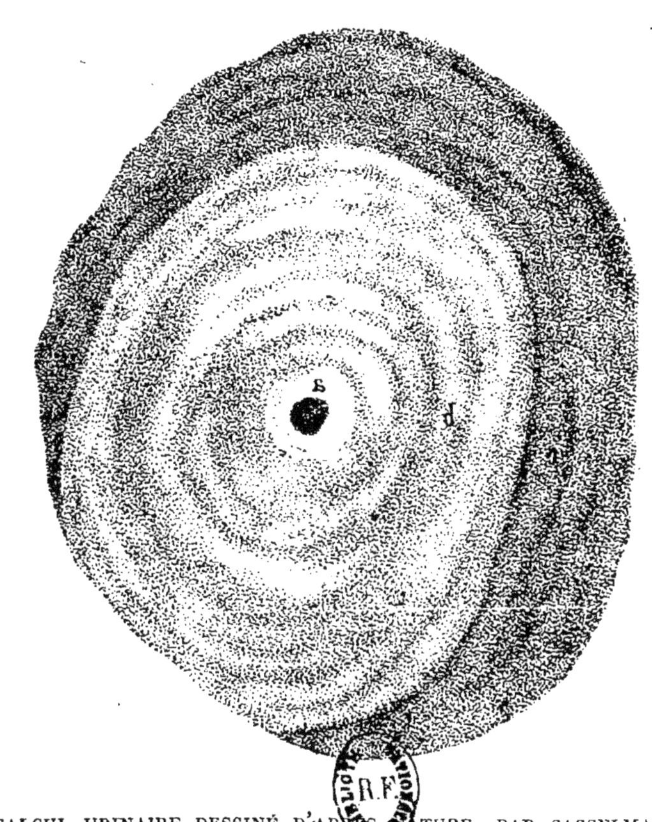

CALCUL URINAIRE DESSINÉ D'APRÈS NATURE, PAR CASSELMANN.

a) Noyau;
b) Couche plus dense;
c) Couche extérieure, poreuse et pulvérulente.

Poids : 280 grammes.

Composition : Urate d'ammoniaque ;
— Chlorure de sodium (traces) ;
— Carbonate de chaux (en petite quantité) ;
— Oxalate de chaux ;
— Phosphate de chaux et ammoniaco-magnésien.
— Le noyau consistait en mucus desséché et la couche extérieure se composait principalement de phosphate ammoniaco-magnésien.

BIBLIOTHEQUE NATIONALE DE FRANCE
3 7531 03086674 4

www.ingramcontent.com/pod-product-compliance
Ingram Content Group UK Ltd.
Pitfield, Milton Keynes, MK11 3LW, UK
UKHW020340250726
13967UKWH00005B/2034

9 782012 976924